高级卫生专业技术资格考试用书
病理学模拟试卷（一）

主　编　王莉芬
编　者　(按姓氏笔画排序)
王红微　王莉芬　刘艳君
何　影　张　彤　张黎黎
董　慧

中国协和医科大学出版社
北　京

模拟试卷（一）

一、单选题（以下每道考题有5个备选答案，请选择1个最佳答案）

1. 肺内小动脉分支阻塞，可能出现的后果是（　）。
   A. 凝固性坏死
   B. 液化性坏死
   C. 贫血性梗死
   D. 心肌梗死
   E. 一般不引起严重后果

2. 全身性淀粉样变常累及的器官，不包括（　）。
   A. 肝
   B. 脾
   C. 心
   D. 肾
   E. 脑

3. 肾小管上皮细胞内发生玻璃样变的主要原因是（　）。
   A. 细胞内酸中毒
   B. 重吸收蛋白质过多
   C. 细胞内角蛋白的聚集
   D. 细胞凋亡
   E. 胞质不均匀浓缩

4. 脑组织坏死属于（　）。
   A. 贫血性梗死
   B. 液化性坏死
   C. 湿性坏疽
   D. 嗜酸性坏死
   E. 凝固性坏死

5. 下列组织或器官中，好发凝固性坏死的是（　）。
   A. 肝
   B. 胰
   C. 脊髓
   D. 皮肤组织
   E. 脂肪组织

6. 病理性钙化病灶肉眼观察时，下列描述中正确的是（　）。
   A. 灰白色颗粒状
   B. 红色颗粒状
   C. 蓝色颗粒状
   D. 黑色炭末样
   E. 土黄色颗粒状

7. 下列病变肉眼观中，“虎斑心”是指（　）。
   A. 心肌细胞水肿
   B. 心肌细胞脂肪变
   C. 心肌间质淀粉样变
   D. 心肌间质黏液变
   E. 心肌细胞内色素蓄积

8. 肾小球硬化中，细胞外基质的主要生成细胞是（　）。
   A. 肾球囊上皮细胞
   B. 肾小球上皮细胞
   C. 肾小球内皮细胞
   D. 肾小球系膜细胞
   E. 肾间质细胞

9. 肝细胞演变成嗜酸性小体，表明（　）。
   A. 细胞发生了较严重的损伤

B. 细胞发生了轻度变性
C. 是一种细胞坏死的形态变化
D. 是与细胞萎缩的本质相似的变化
E. 是细胞内发生了玻璃样变性

10. 下列选项中，不易形成静脉血栓的是（ ）。
A. 急性重症肝炎
B. 红细胞增多症
C. 充血性心力衰竭
D. 外科手术后的患者
E. 肺癌晚期患者

11. 下列关于“槟榔肝”的描述中，错误的是（ ）。
A. 常发生于左心衰竭
B. 肝细胞发生脂肪变性
C. 肝小叶中央静脉扩张
D. 可导致肝硬化
E. 肝内纤维组织增多

12. 病理形态学的创始人是哪个国家的（ ）。
A. 意大利
B. 英国
C. 法国
D. 美国
E. 中国

13. 肺梗死患者胸痛的主要原因是（ ）。
A. 肺通气障碍
B. 出血灶刺激支气管
C. 坏死组织刺激支气管
D. 梗死区胸膜炎
E. 以上都不是

14. 下列选项中，与肺动脉主干血栓栓塞引起猝死关系不大的是（ ）。
A. 肺循环压骤然下降
B. 急性右心衰竭
C. 肺出血性梗死
D. 血栓中血小板释放大量5–羟色胺引起冠状动脉、肺和支气管动脉广泛痉挛
E. 迷走神经反射引起支气管、肺动脉痉挛

15. 肝细胞发生严重损伤时引起出血的主要原因是（ ）。
A. 凝血因子合成减少
B. 红细胞破坏
C. 凝血因子消耗过多
D. 血小板生成减少
E. 凝血因子无功能

16. 关于酶解性脂肪坏死，叙述正确的是（ ）。
A. 属于凝固性坏死的一种类型
B. 在急性胰腺炎时可能产生
C. 可产生与干酪样坏死相似的形态学变化
D. 可由严重的肝细胞脂肪变性发展而来
E. 在心脏表现为“虎斑心”

17. 引起肺出血性梗死的主要原因是（ ）。
A. 左心衰竭，肺静脉回流受阻
B. 肺静脉淤血，肺动脉阻塞，侧支循环不能建立
C. 肺动脉及支气管动脉同时阻塞
D. 肺动脉阻塞，肺静脉压增高，支气管动脉供血不足，侧支循环不能建立
E. 肺静脉及支气管动脉同时阻塞

18. 因休克而死亡的患者，解剖后在多处组织切片中均可见（ ）。
A. 透明血栓
B. 白色血栓
C. 红色血栓
D. 混合血栓
E. 附壁血栓

19. 萎缩的心肌细胞内最易出现的色素为（　）。

A. 含铁血黄素
B. 胆色素
C. 疟色素
D. 脂褐素
E. 黑色素

20. 下列选项中，不符合凝固性坏死特点的是（　）。

A. 坏死灶的质地较坚实
B. 坏死灶体积可明显肿胀
C. 坏死灶的水分含量减少
D. 坏死灶色泽灰白或黄白
E. 坏死灶的结构轮廓可保存

21. 慢性肺淤血不包括（　）。

A. 肺出血
B. 肺水肿
C. 肺泡壁毛细血管扩张充血
D. 肺泡间隔增宽
E. 肺内支气管明显扩张

22. 常发生纤维素样坏死的组织，不包括（　）。

A. 心肌细胞
B. 心内膜
C. 心肌间质
D. 皮下结缔组织
E. 小血管壁

23. 关于拉塞尔小体，下列选项中正确的是（　）。

A. 肝细胞凋亡
B. 肝细胞玻璃样变
C. 浆细胞内蓄积的免疫球蛋白小体
D. 肾小管上皮细胞凋亡
E. 肾小管上皮细胞内玻璃样变

24. 下列选项中，区域性心肌梗死最常发生的部位是（　）。

A. 左心室侧壁
B. 左心室后壁
C. 左心室前壁
D. 室间隔后 1/3
E. 右心室

25. 下述病变中，不会出现冠状动脉粥样硬化的是（　）。

A. 心肌间质出血
B. 心肌内糖原沉积
C. 心肌的变性和坏死
D. 心肌的代偿性肥大
E. 心肌内纤维化

26. 引起支气管哮喘典型症状的主要机制为（　）。

A. 管壁大量炎性细胞浸润
B. 支气管壁平滑肌痉挛
C. 黏液腺增生
D. 黏膜水肿、基膜增厚
E. 黏膜上皮杯状细胞增多

27. 下列选项中，不属于横纹肌肉瘤特点的是（　）。

A. 易发生血行转移
B. 发生于青少年
C. 复发于心肌
D. 肉眼呈鱼肉状
E. 易复发

28. 支气管扩张症引起慢性肺源性心脏病的主要原因是（　）。

A. 炎症破坏支气管壁结构
B. 慢性阻塞性细支气管炎
C. 细支气管炎及其周围炎
D. 肺组织高度纤维化
E. 支气管壁腺体肥大、增生

29. 单核细胞的趋化因子不包括（ ）。
A. C3a
B. C5a
C. 阳离子蛋白质
D. 白三烯
E. 纤维粘连蛋白降解物

30. 下列选项中，甚为常见的肌源性肿瘤是（ ）。
A. 横纹肌瘤
B. 平滑肌瘤
C. 横纹肌肉瘤
D. 平滑肌肉瘤
E. 肌母细胞瘤

31. 导致肺褐色硬化的疾病是（ ）。
A. 三尖瓣狭窄
B. 肺动脉狭窄
C. 二尖瓣狭窄
D. 肺动脉栓塞
E. 硅沉着病（矽肺）

32. 下列关于脑动脉粥样硬化的叙述中，错误的是（ ）。
A. 大脑前动脉病变最重
B. 可引起小动脉瘤
C. 继发脑动脉血栓形成
D. 可引起脑软化
E. 脑动脉粥样硬化的发生比冠状动脉晚

33. 下列关于慢性胃溃疡的叙述中，错误的是（ ）。
A. 溃疡多位于胃大弯近幽门侧
B. 溃疡直径多在 2cm 以内
C. 溃疡周围黏膜皱襞呈放射状
D. 溃疡边缘整齐不隆起
E. 溃疡一般较深

34. 关于单纯癌，下列选项中，正确的是（ ）。
A. 属高分化腺癌
B. 恶性度低
C. 预后较好
D. 转移较晚
E. 属低分化腺癌

35. 关于慢性支气管炎的说法，下列选项中，错误的是（ ）。
A. 以 40 岁以上男性多见
B. 常见反复咳嗽、咳痰
C. 可伴有喘息症状
D. 可进展为肺心病
E. 常伴有发作性呼气性呼吸困难

二、多选题（以下每道考题有 5 个备选答案，每题至少有 2 个正确答案）

1. 关于纤维素样坏死的叙述，下列选项中正确的是（ ）。
A. 坏死物呈颗粒状
B. 坏死物呈细丝状
C. HE 染色红染
D. 可凝集成片块状
E. 常见于结缔组织病

2. 能使细胞增生的因素包括（ ）。
A. 缺血
B. 生长因子
C. 功能代偿
D. 激素
E. 营养缺乏

3. 肾小管上皮细胞内的玻璃滴特点包括（ ）。
A. 可大小不等
B. 圆形小滴
C. 呈粉红色

D. 干酪样坏死
E. 折光性强

4. 引起肝细胞脂肪变的因素包括（　）。
A. 磷酸甘油增多
B. 脂肪酸氧化障碍
C. 脂蛋白合成减少
D. 中性脂肪合成过多
E. 三磷酸腺苷增多

5. 下列因子，能够促进小血管再生的是（　）。
A. 表皮生长因子（EGF）
B. β 转化生长因子（TGF-β）
C. 成纤维细胞生长因子（FGF）
D. 肿瘤坏死因子（TNF）
E. 血小板源性生长因子（PDGF）

6. 固缩性坏死的特点有（　）。
A. 可以发生在生理过程中
B. 可以发生在病理过程中
C. 肿瘤细胞可能发生固缩性坏死
D. 发生机制是由遗传因素决定的
E. 常形成大片细胞的同时坏死

7. 与纤维结缔组织玻璃样变的发生有关的改变是（　）。
A. 胶原纤维大量融合
B. 胶原蛋白交联增多
C. 胶原纤维间多量糖蛋白蓄积
D. 胶原蛋白变性、融合
E. 是胶原纤维老化的表现

8. 下列选项中，配制清洁液成分的是（　）。
A. 盐酸
B. 硝酸
C. 硼酸
D. 浓硫酸
E. 重铬酸钾

9. 心肌梗死的镜下所见包括（　）。
A. 坏死灶周围中性粒细胞浸润
B. 肌纤维肌质凝集和核消失
C. 肉芽组织长入梗死灶内
D. 变成瘢痕组织
E. 坏死灶周围淋巴细胞浸润

10. 肥厚型心肌病时心脏表现为（　）。
A. 重量超出正常 1~2 倍
B. 心脏增大
C. 左室狭窄
D. 二尖瓣膜粘连
E. 室间隔肥厚

11. 炎症时局部温度增高是由于（　）。
A. 组织代谢增强
B. 小静脉扩张淤血
C. 炎性渗出物的形成
D. 小动脉扩张充血
E. 局部组织增生

12. 显示淀粉样蛋白的方法不包括（　）。
A. 甲基紫法
B. 氧化苏木红法
C. 刚果红法
D. 硫酸钠爱尔辛蓝法
E. 诱导荧光法

13. 局灶性节段性肾小球硬化的病变特点是（　）。
A. 系膜内脂质沉积
B. 上皮细胞足突消失
C. 系膜增宽、硬化、透明变性
D. 毛细血管丛的部分毛细血管萎缩
E. 免疫荧光检查主要为 IgM、C3 沉积

14. 神经组织病毒感染可出现下列变化的是（　）。
A. 淋巴细胞血管套
B. 噬神经细胞现象
C. 砂粒小体
D. 核内或胞质内包涵体
E. 小胶质细胞增生

15. 甲状腺功能亢进，甲状腺镜下可见（　）。
A. 滤泡上皮增生
B. 上皮细胞不典型增生
C. 滤泡内胶质稀疏，可见吸收空泡
D. 淋巴细胞浸润
E. 间质血管充血

16. 恶性组织细胞增生症的特点包括（　）。
A. 恶性组织细胞增生症晚期可能出现黄疸、贫血、白细胞和血小板减少
B. 瘤细胞有吞噬现象，吞噬红细胞的现象是该病的重要特征
C. 肿瘤细胞内非特异性酯酶、酸性磷酸酶和溶菌酶皆为阳性
D. 恶性组织细胞增生症多见于儿童和青壮年
E. 恶性组织细胞增生症是一种进行性、全身性恶性程度高的肿瘤

17. 下列选项中，多发性骨髓瘤时尿内的本周蛋白是（　）。
A. κ 链
B. γ 链
C. λ 链
D. α 链
E. M 蛋白

18. 慢性支气管炎导致阻塞性肺气肿的因素包括（　）。
A. 腔内炎性渗出物或分泌物聚积
B. 伴发细支气管周围炎
C. 管壁结构炎性破坏
D. 闭塞性动脉内膜炎
E. 管壁充血水肿及炎性细胞浸润

19. 下列选项中，属于慢性阻塞性肺疾病引起肺动脉高压机制的是（　）。
A. 肺血管床减少
B. 肺小动脉壁增厚
C. 肺无效腔增大
D. 肺小动脉收缩
E. 胸膜腔为正压环境

20. 肉芽组织逐渐成熟的主要形态标志为（　）。
A. 毛细血管部分改建成为小动脉、小静脉
B. 炎细胞逐渐增多
C. 间质内的水分逐渐吸收、减少
D. 胶原纤维越来越多
E. 成纤维细胞逐渐演变为肌成纤维细胞

三、案例分析题（每个案例至少有 3 个提问，每个提问有多个备选答案，其中正确答案有 1 个或几个）

（1~2 题共用题干）

患者，男性，30 岁。左股骨远端肿块直径 7cm，X 线片显示骨质破坏，镜下见丰富的一致性相对较小的椭圆形肿瘤细胞构成束状和片状结构，细胞间无胶原纤维，可见不规则裂隙和核分裂象，免疫标记 CK、Vimentin、EMA、CD99、Bcl-2 均阳性。

1. 病理诊断为（　）。
A. 转移癌
B. 纤维肉瘤

C. 淋巴瘤
D. 滑膜肉瘤
E. 腺泡状软组织肉瘤

2. 其免疫组化结果，错误的是（　）。
A. 大约 90% 病例表达细胞角蛋白
B. EMA 比 CK 表达更常见和广泛
C. 大多数病例 CD99 阳性
D. 30% 病例可检测到 S–100 的表达
E. 少部分病例 Bcl–2 阳性

（3～5 题共用题干）

患者，女性，16 岁。主诉右膝疼痛，逐渐加重、夜间尤甚，X 线片示右侧股骨下端呈 Codman 三角。手术切除病变组织送检。巨检肿瘤位于干骺端，切面灰白色鱼肉状，并见出血坏死及周围骨皮质破坏。

3. 镜检如图所示，其最可能的诊断是（　）。

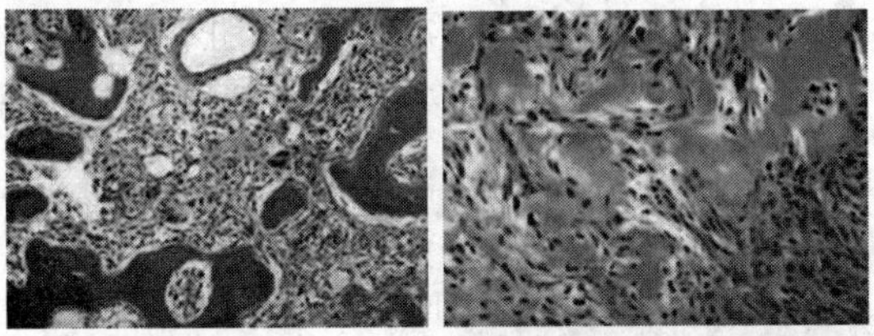

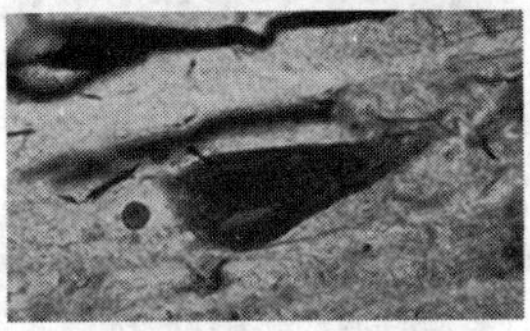

A. 骨软骨瘤
B. Ewing 瘤
C. 骨巨细胞瘤
D. 骨肉瘤
E. 软骨肉瘤

4. 该疾病的主要病变特点为（　）。
A. 肿瘤由小圆形细胞构成
B. 肿瘤由成纤维细胞样基质细胞和多核巨细胞构成
C. 异型瘤细胞形成肿瘤性骨样组织或骨组织
D. 由向成纤维细胞分化的梭形细胞构成
E. 骨基质中散布异型性的软骨细胞

5. 下列选项中，关于该疾病的叙述，错误的是（　）。
A. 常见于青少年
B. 来源于骨母细胞
C. 来源于间叶组织
D. 好发于四肢长骨，尤其是股骨下端和胫骨上端
E. 高度恶性，早期即发生淋巴道转移

（6～7 题共用题干）

患者，女性，36 岁。妊娠足月，由于高龄孕妇和怀疑胎儿宫内窒息行剖宫产。术后安返病房，第 2 天患者感觉右下肢疼痛，医生建议卧床休息。第 3 日下午起床去厕所时突然摔倒，出现呼吸困难、意识丧失，经抢救无效死亡。

6. 最可能引起该患者死亡的原因是（　）。
A. 急性心肌梗死
B. 肺动脉血栓栓塞
C. 羊水栓塞
D. 剖宫产术后感染
E. 脑血管意外

7. 该患者大体和显微镜下最具诊断意义的病理改变是（　）。
A. 右肺动脉主干内见一圆柱状物，阻塞血管腔，显微镜下证实为血栓
B. 肺泡腔内大量胎粪和角化物质等羊水成分
C. 大脑蛛网膜下腔出血
D. 左心室前壁大面积心肌细胞坏死
E. 弥漫性肺泡腔内充满淡粉染水肿液和明显心衰细胞

（8～13 题共用题干）

患者，男性，27 岁。1 年前颈淋巴结对

称性进行性无痛性肿大，继而累及腋窝、腹股沟淋巴结。患者体重稍下降，近期伴有发热症状。

8. 首先应考虑该患者患有（　）。
A. 恶性淋巴瘤
B. 猫抓病淋巴结炎
C. T 细胞性淋巴瘤
D. 淋巴结反应性增生
E. 慢性淋巴结炎

9. 如需明确诊断应首选的检查是（　）。
A. OT 试验
B. 淋巴结穿刺
C. B 超
D. 头颈部 CT
E. 淋巴结活检

10. 淋巴结活检镜下如图所示，应靠考虑为（　）。

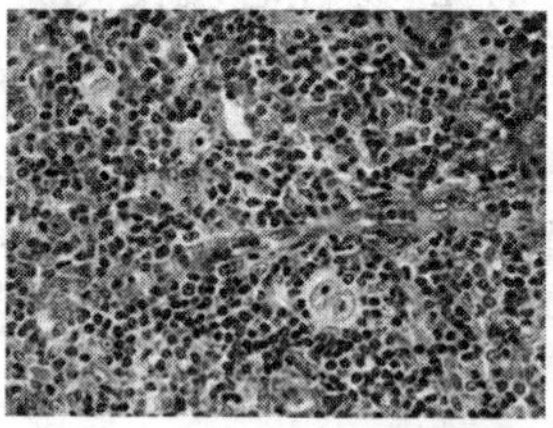

A. 淋巴结反应性增生
B. B 细胞淋巴瘤
C. T 细胞性淋巴瘤
D. 恶性淋巴瘤
E. 霍奇金病

11. 对该病最具有诊断意义的是（　）。
A. 大量嗜酸性粒细胞浸润
B. 肉芽肿样结构形成
C. 双核性 R–S 细胞及霍奇金细胞易见
D. 正常淋巴结结构消失，弥漫小淋巴细胞取代
E. 淋巴滤泡大量增生

12. 进一步确诊需要做免疫组化标记，肿瘤细胞表达（　）。
A. CD20、CD79α、CD68 阳性，CK 阴性
B. CD15、CD30、CD25、LCA 阳性，CD3、CD45RO 阴性
C. CD3、CD45RO、LCA 阳性，CD15、CD30、CD25 阴性
D. CD20、CD3、CD30、CD68 阳性，LCA 阴性
E. CD20、CD79α、CD68 阴性，CK、EMA 阳性

13. 全面综合考虑本病例，最终正确诊断为（　）。
A. T 细胞淋巴瘤
B. B 细胞淋巴瘤
C. 霍奇金病（结节硬化型）
D. 霍奇金病（混合细胞型）
E. 非霍奇金病

（14~16 题共用题干）

患者，男性，22 岁。腹痛、腹泻伴高热 12 天，加剧 5 小时。入院检查血白细胞数下降，中性粒细胞减少，脾脏轻度肿大。剖腹探查见回肠下段穿孔，行回肠部分切除送检。

14. 镜检如图所示，黏膜内可见大量体积大，胞质丰富的细胞聚焦成团，细胞胞质内见各种细胞碎片。对于该患者，最可能的诊断是（　）。

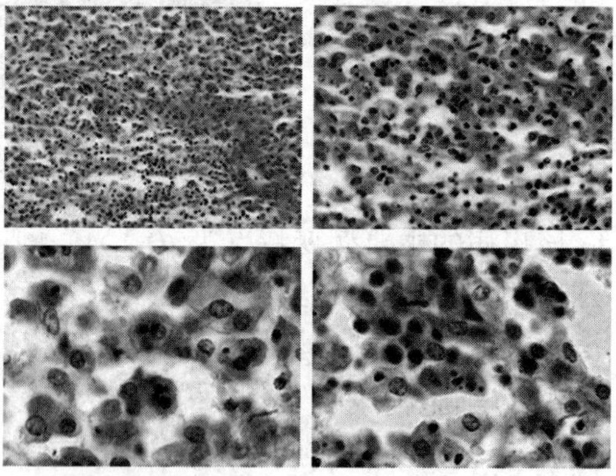

A. 肠结核
B. 肠伤寒
C. 肠阿米巴病

D. 肠血吸虫病
E. 小肠黏膜相关淋巴瘤

15. 镜下上述细胞又称为（　），其实质为哪种细胞（　）?
A. 类上皮细胞，巨噬细胞
B. 异物巨细胞，巨噬细胞
C. 伤寒细胞，巨噬细胞
D. 伤寒细胞，淋巴细胞
E. 瘤巨细胞，淋巴细胞

16. 此病变常见好发部位是（　）。
A. 回肠下段
B. 直肠
C. 乙状结肠
D. 十二指肠
E. 升结肠

（17~19 题共用题干）

患者，女性，38 岁。发现左乳包块 1 个月余。无疼痛不适，无粘连增大，与月经有关。手术切除包块送检。

17. 显微镜下观如图所示，应诊断为（　）。

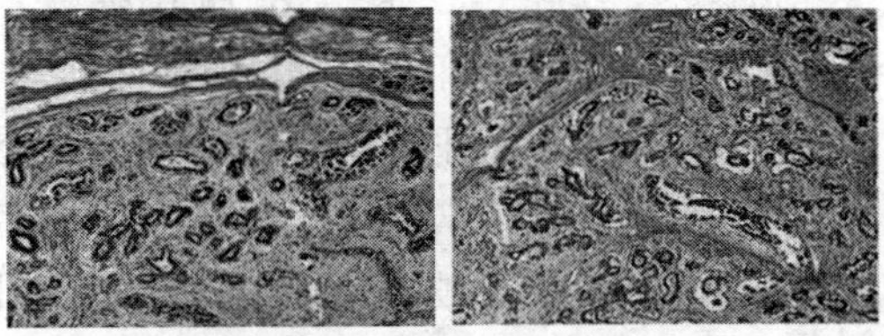

A. 乳腺纤维腺瘤
B. 浸润性导管癌
C. 小管原位癌
D. 粉刺癌
E. 小叶原位癌

18. 此病的特点为（　）。
A. 分叶状外观
B. 由腺上皮与纤维组织共同构成肿瘤实质
C. 肿瘤实质无腺腔形成
D. 易发生恶变
E. 包膜不完整，切除后易复发

19. 下列选项中，不属于该病镜下特征的是（　）。
A. 间质纤维增生
B. 导管内出血坏死明显
C. 导管扩张伴小囊肿形成
D. 上皮异型增生
E. 导管内上皮增生伴乳头形成

（20~22 题共用题干）

患者，男性，42 岁。因长期酗酒发生酒精肝中毒。

20. 患者肝组织活检的镜下观如下图所示，肝细胞发生的病变是（　）。

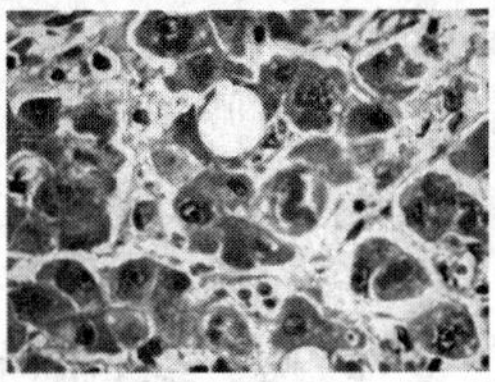

A. 气球样变
B. 脂肪变性
C. 淀粉样变性
D. 黏液样变性
E. 玻璃样变性

21. 该变性的形成原因是（　）。
A. 蛋白质–黏多糖复合物蓄积
B. 脂肪酸代谢障碍
C. 胶原纤维老化
D. 细胞质内异常蛋白质蓄积
E. 细胞膜 Na^+– K^+ 泵功能障碍

22. 酒精性肝病中称这种细胞内均质、红染近圆形小体为（　）。
A. Russell 小体
B. Mallory 小体
C. Schanmann 小体
D. SD 小体
E. Negri 小体

（23~24 题共用题干）

患者，男性，16 岁。头痛 3 个月，加重2天。CT扫描提示小脑蚓部占位性病变。术中见肿块边界不清，无包膜，较周围脑组织稍硬，灰白色。

23. 镜下观如图所示，瘤细胞呈毛发样，排列稀疏，细胞胞质稀少，发出的胶质纤维纤细。最适宜的诊断是（　）。

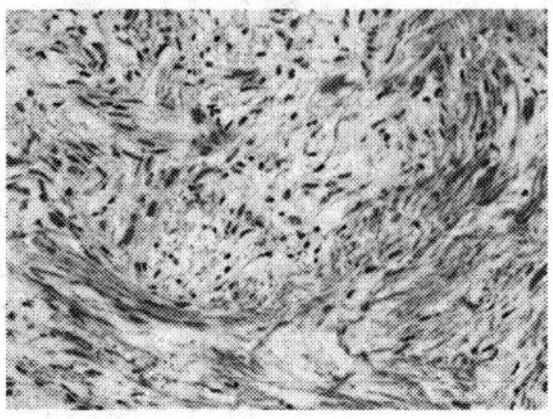

A. 小脑毛细胞型星形细胞瘤
B. 小脑原浆型星形细胞瘤
C. 小脑纤维型星形细胞瘤
D. 小脑肥胖型星形细胞瘤
E. 小脑间变性星形细胞瘤

24. 下列选项中，关于该肿瘤的叙述，正确的是（　）。
A. 多见于儿童、青少年
B. 小脑、第四脑室底部、第三脑室、丘脑、视神经为好发部位
C. 镜下：如间质中血管增生明显则为高度恶性
D. 生长极为缓慢
E. 预后好

（25~27题共用题干）

患者，男性，49岁。有20余年射线接触史。全身乏力两个月余，胸背部有大小不等的皮下结节，红色微突起皮肤表面，最大红斑直径3.5cm，淋巴结不大。活检见圆形淋巴样肿瘤细胞在皮下呈浸润性生长，大小不等，胞质中等淡染；肿瘤细胞在单个脂肪细胞的周边围绕；在脂肪浸润和破坏的区域有反应性组织细胞；有脉管浸润；不累及真皮和表皮。化疗后4年仍健在。

25. 最先考虑为（　）。
A. 脂膜炎
B. 结节性红斑
C. B细胞淋巴瘤
D. T细胞淋巴瘤
E. 硬红斑
F. 霍奇金淋巴瘤

26. 可能阳性的标记是（　）。
A. CD3
B. CD4
C. CD8
D. EBV
E. CD20
F. CD56

27. 如果标记后PariT、CD8阳性，CD20、EBV阴性，TCR基因重排，则本病最确切的诊断应为（　）。
A. T细胞慢性淋巴细胞白血病
B. NK/T细胞淋巴瘤
C. 间变性大细胞性淋巴瘤
D. 蕈样肉芽肿
E. 皮下脂膜炎性T细胞淋巴瘤

（28~31题共用题干）

患者，男性，52岁。左胸腔肿块，生长缓慢，无疼痛，直径6cm，界限清楚，有部分包膜。镜下观肿瘤有分化良好的梭形细胞，细胞稀少区和丰富区交替分布，两者之间有粗的玻璃样变胶原和分枝状血管分隔，免疫组化CD34和CD99阳性。

28. 该患者最可能为（　）。
A. 平滑肌瘤
B. 间皮瘤
C. 孤立性纤维性肿瘤
D. 血管肉瘤
E. 血管肌成纤维细胞瘤
F. 滑膜肉瘤

29. 此病最常发生于（　）。
A. 四肢、头颈部

B. 皮下组织
C. 纵隔、心包
D. 胸壁
E. 腹膜后和腹腔
F. 胃肠道

30. 关于此病，下列说法中，错误的是（　）。
A. 多见于中年人
B. 可发生于身体任何部位
C. 肿瘤界限不清，无明显包膜
D. 肿瘤的形态和生物学行为无明显相关性
E. 镜下病变无固定结构，典型病变梭形细胞增生，核空泡状
F. CD34 阳性

31. 此病的免疫标记，下列不符合的是（　）。
A. 不同程度表达 EMA、Bcl-2
B. 多数病例 CD99 阳性
C. 大多数病例 CD34 阳性
D. SMA、Desmin 可阳性
E. S-100 强阳性
F. CK 可局灶性阳性

（32~35 题共用题干）

患儿，男性，12 岁。锁骨上窝淋巴结肿大半年，持续低热 1 个月，体重下降。临床外周血中检见淋巴母细胞，骨髓细胞中 25% 为淋巴母细胞。

32. 淋巴结活检，镜下观如图所示，正确的诊断是（　）。

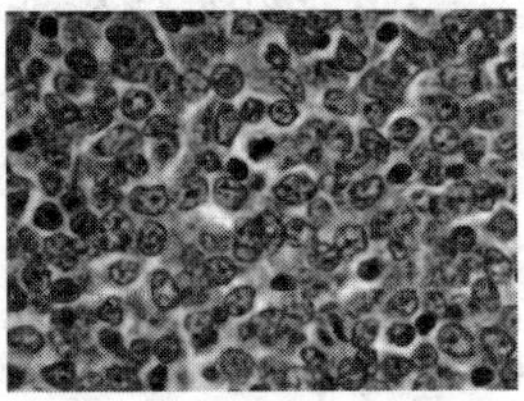

A. 套细胞淋巴瘤
B. 滤泡性淋巴瘤
C. 淋巴母细胞性淋巴瘤
D. 非特异性外周 T 细胞性淋巴瘤
E. B 小淋巴细胞性淋巴瘤
F. 急性淋巴母细胞白血病

33. 主要病变包括（　）。
A. 淋巴结正常结构为大小相似地肿瘤性滤泡取代
B. 低倍镜下，肿瘤细胞形态单一，呈弥漫性增生
C. 肿瘤细胞稍大于小淋巴细胞
D. 胞质稀少，核圆或扭曲
E. 极易检见核分裂象
F. 染色质匀细如粉尘样

34. 结合 HE 形态特点，运用免疫组化检查可进一步确诊。该患者具有诊断意义的免疫组化标记为（　）。
A. CD3、CD19、CD20、CD22、CD79α
B. CD3、CD8、CD4、CD19、CD5
C. CD3、CD4、CD20、CD79α
D. CD15、CD30、CD68
E. MPO、sIg、TdT
F. CD3、CD4、CD5、CD38、CD138

35. 此类肿瘤恶性程度为（　）。
A. 低度恶性（中位存活期 4~6 年）
B. 高度恶性
C. 中度恶性
D. 良性
E. 良恶性度不定
F. 交界性

（36~38 题共用题干）

患者，男性，40 岁。因偶然发现颈右侧淋巴结肿大来诊。入院后行淋巴结活检。大体检查：1 个灰白色有完整包膜的结节，直径为 2cm。切面呈灰白色，灶性区域似有坏死，质地中等，形态学表现如图所示。

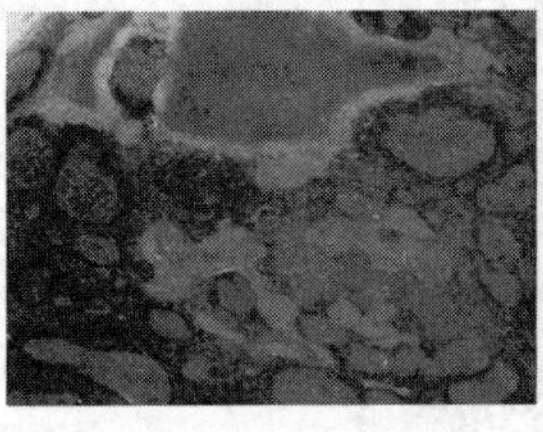
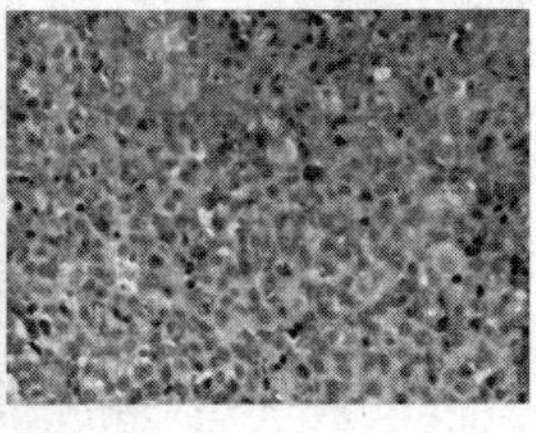

36. 病理诊断应考虑为（　）。
A. 结核
B. Langerhans 细胞组织细胞增生症
C. 淋巴结反应性增生，以窦组织细胞增生为主
D. 滤泡树突状细胞肉瘤
E. 组织细胞肉瘤
F. 皮病性淋巴结炎
G. 转移性癌

37. 最支持的疾病诊断是（　）[提示：抗酸染色（-）；免疫组织化学染色：CD68（+），S-100（+），CD1a（+），Langerin（+），CD21（-），CD35（-），PCK（-），HMB-45（-）]。
A. 淋巴结反应性增生，以窦组织细胞增生为主
B. 结核
C. Langerhans 细胞组织细胞增生症
D. 滤泡树突状细胞肉瘤
E. 组织细胞肉瘤
F. 皮病性淋巴结炎

38. 根据2008年版WHO关于淋巴造血组织肿瘤的分类，该肿瘤属于（　）。
A. 有特征性的亚细胞结构
B. 良性肿瘤
C. 交界性肿瘤
D. 非肿瘤性病变
E. 恶性肿瘤
F. 临床上可表现为单系统或多系统病变

（39~42题共用题干）

患儿，男，5岁。下颌部肿痛2周。X线片示：下颌骨有一直径1.5cm溶骨性病变，边界清楚。

39. 对其诊断，可能的病变是（　）。
A. 巨细胞修复性肉芽肿
B. 软骨母细胞瘤
C. 骨嗜酸性肉芽肿
D. 干骺端纤维性缺损
E. 甲状旁腺功能亢进性棕色瘤
F. Erdheim-Chester 病
G. 骨纤维增生性纤维瘤
H. 骨母细胞瘤

40. 病变可能是（　）（提示：光镜下病变主要由圆形或卵圆形组织细胞组成。细胞中等大，境界不清，胞质嗜酸或透亮，核呈卵圆形，核膜弯曲或见核沟，呈咖啡豆样，核仁不明显。瘤细胞可聚集成巢或簇状，并与大量嗜酸性粒细胞、淋巴细胞、浆细胞和中性粒细胞混杂）。
A. 软骨母细胞瘤
B. 巨细胞修复性肉芽肿
C. 骨良性纤维组织细胞瘤
D. 骨纤维增生性纤维瘤
E. 嗜酸性肉芽肿
F. 骨母细胞瘤
G. 干骺端纤维性缺损

41. 病理诊断为（　）［提示：免疫组织化学：瘤细胞S-100蛋白（+）、Langerin（+）、CD1α（+）和CD68（+）］。
A. 巨细胞修复性肉芽肿
B. 软骨母细胞瘤
C. 嗜酸性肉芽肿
D. 骨纤维增生性纤维瘤
E. 骨良性纤维组织细胞瘤
F. 骨母细胞瘤
G. 干骺端纤维性缺损

42. 电镜下，嗜酸性肉芽肿的瘤细胞胞质内可见的特征性成分是（　）。
A. 病毒包涵体

B. 脂质
C. 糖原
D. Berbeck 颗粒
E. 黑色素颗粒
F. 含铁血黄素

(43~45 题共用题干)

患者，男性，20 岁。因头痛 1 年，加重 15 天来诊。CT 和 MRI：右侧额叶占位，伴钙化形成。

43. 根据病史及影像学表现，诊断考虑为（　）。
A. 胶质母细胞瘤
B. 室管膜瘤
C. 脑室外神经细胞瘤
D. 少突胶质细胞瘤
E. 毛细胞型星形细胞瘤
F. 脊索瘤

44. 对鉴别诊断有意义的免疫组织化学标志物有（　）（提示：镜下表现如图所示）。

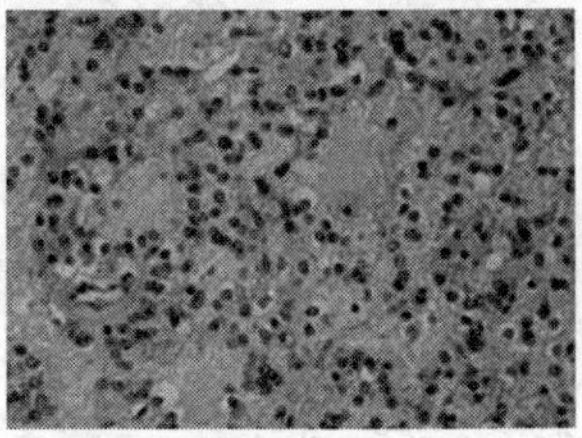

A. NeuN
B. p53
C. 突触素
D. GFAP
E. EMA
F. S-100

45. 考虑诊断为（　）（提示：突触素阳性，肿瘤细胞核 NeuN 阳性）。
A. 毛细胞型星形细胞瘤
B. 室管膜瘤
C. 脑室外神经细胞瘤
D. 少突胶质细胞瘤
E. 脑膜瘤
F. 脊索瘤

参考答案

一、单选题

1. E	2. E	3. B	4. B	5. A	6. A	7. B	8. D	9. C	10. A
11. A	12. A	13. D	14. C	15. A	16. B	17. D	18. A	19. D	20. B
21. E	22. A	23. C	24. C	25. B	26. B	27. C	28. D	29. A	30. B
31. C	32. A	33. A	34. E	35. E					

二、多选题

1. ABCDE	2. BCD	3. ABC	4. ABCD	5. ABCD
6. ABCD	7. ABCDE	8. DE	9. ABCD	10. ABCE
11. AD	12. BDE	13. ABCDE	14. ABDE	15. ACDE
16. ABCDE	17. AC	18. ABCDE	19. ABD	20. ACD

三、案例分析题

1. D	2. E	3. D	4. C	5. E
6. B	7. A	8. A	9. E	10. E
11. C	12. B	13. D	14. B	15. C
16. A	17. A	18. B	19. B	20. E
21. D	22. B	23. A	24. ABDE	25. D
26. ABC	27. E	28. C	29. B	30. C
31. DE	32. CF	33. BCDEF	34. CE	35. B
36. ABCEG	37. C	38. AEF	39. ABCDGH	40. CEG
41. C	42. D	43. CD	44. ACDF	45. C

高级卫生专业技术资格考试用书
病理学模拟试卷（二）

中国协和医科大学出版社
北　京

模拟试卷（二）

一、单选题（以下每道考题有5个备选答案，请选择1个最佳答案）

1. 下列选项中，属于漏出性出血的是（　）。
   A. 结核空洞性出血
   B. 溃疡出血
   C. 创伤性出血
   D. DIC 出血
   E. 支气管扩张性出血

2. 区别组织坏死与尸体组织自溶最不具备诊断价值的病变是（　）。
   A. 间质纤维素样坏死
   B. 病灶呈楔形
   C. 细胞核碎裂，核溶解
   D. 中性粒细胞浸润
   E. 充血反应带

3. 确定含铁血黄素常用的染色方法为（　）。
   A. 阿尔辛蓝染色
   B. 甲基紫染色
   C. PAS 染色
   D. 普鲁士蓝染色
   E. HE 染色

4. 引起肝淤血最常见的心脏病是（　）。
   A. 梅毒性心脏病
   B. 高血压心脏病
   C. 冠状动脉粥样硬化性心脏病
   D. 肺源性心脏病
   E. 风湿性心脏病

5. 左心衰竭患者的股静脉血栓脱落，可以引起肺（　）。
   A. 贫血性梗死
   B. 出血性梗死
   C. 凝固性坏死
   D. 心肌梗死
   E. 液化性坏死

6. 下列选项中，属于组织培养特点的是（　）。
   A. 其结果与体内过程完全相同
   B. 可弥补人体病理学研究的受限和不足
   C. 周期短
   D. 不易控制
   E. 可代替体外观察研究疾病的发生发展

7. 关于胶原纤维的形成，下列选项中正确的是（　）。
   A. 由成纤维细胞固缩后形成的
   B. 由胶原纤维分裂增生形成的
   C. 在成纤维细胞内合成胶原纤维，分泌到细胞外集合而成
   D. 在成纤维细胞内合成前胶原蛋白，分泌到细胞外经过交联而成
   E. 由纤维细胞融合而成

8. 大脑中动脉分支血栓形成，可导致脑组织发生（　）。
   A. 凝固性坏死
   B. 干性坏疽
   C. 脂肪坏死
   D. 湿性坏疽
   E. 液化性坏死

9. 下肢静脉内血栓形成后对机体的主要影响是（　）。
   A. 血栓脱落后引起全身多器官的梗死

B. 血栓脱落后可造成肺动脉主干栓塞，从而引起猝死的发生
C. 血栓被机化后永久堵塞下肢血管
D. 堵塞血管，引起下肢梗死
E. 形成静脉石后造成该静脉的永久性堵塞

10. 下列关于死后凝血块的描述中，错误的是（　）。
A. 湿润
B. 质地柔软
C. 有光泽
D. 暗红色，均匀一致，上层似鸡脂样
E. 与血管壁粘连紧密，不易剥离

11. 下列因素中，不会直接损伤破坏细胞膜的是（　）。
A. 脂酶性溶解
B. 遗传变异
C. 药物
D. 免疫反应
E. 病毒感染

12. 在一期愈合时，瘢痕抗拉力强度达到顶峰的时间是（　）。
A. 5~7 天
B. 30 天
C. 60 天
D. 80 天
E. 90 天

13. 关于动脉粥样硬化性固缩肾的叙述中，下列错误的是（　）。
A. 肾动脉开口处或主干近侧端狭窄
B. 可引起肾血管性高血压
C. 肾动脉粥样硬化可并发血栓形成
D. 受累的肾脏出现较大块的凹陷瘢痕
E. 常引起肾功能不全

14. 在动脉粥样硬化的早期病变中，最早迁入内膜的细胞是（　）。
A. 单核细胞
B. 平滑肌细胞
C. 淋巴细胞
D. 成纤维细胞
E. 中性粒细胞

15. 一般心肌缺血多长时间内梗死的心肌细胞内糖原消失（　）。
A. 10 分钟
B. 15 分钟
C. 20 分钟
D. 25 分钟
E. 30 分钟

16. 二尖瓣狭窄可继发以下改变，但不包括（　）。
A. 槟榔肝及脾大
B. 肺褐色硬化
C. 三尖瓣相对关闭不全
D. 左心房附壁血栓形成
E. 主动脉关闭不全

17. 扩张性心肌病的病变特点是（　）。
A. 不伴有附壁血栓
B. 室间隔不匀称肥厚
C. 心肌间质纤维化
D. 心肌细胞不均匀性肥大
E. 以上都不是

18. 右冠状动脉阻塞引起的梗死区域为（　）。
A. 左心室侧壁及右心室
B. 右心房、室
C. 室间隔前 2/3、心尖及右心室
D. 左心室后壁、室间隔后 1/3 及右心室
E. 室间隔后 2/3 及右心房、室

19. 关于肝细胞气球样变细胞，下列改变中错误的是（ ）。
A. 细胞内糖原增多
B. 内质网扩张、囊泡变性
C. 细胞内水分增多
D. 线立体肿胀、嵴消失
E. 粗面内质网核蛋白体颗粒消失

20. 易引起大出血的消化性溃疡最可能的部位是（ ）。
A. 胃小弯近幽门处
B. 胃小弯近贲门处
C. 十二指肠球部前壁
D. 胃大弯及胃底
E. 十二指肠球部后壁

21. 肝细胞癌患者最有诊断意义的血清学指标是（ ）。
A. 甲胎蛋白
B. 癌胚抗原
C. 酸性磷酸酶
D. 碱性磷酸酶
E. γ-谷氨酰转肽酶

22. 关于食管癌，下列选项中，错误的是（ ）。
A. 多见于食管中段
B. 鳞状细胞癌最多见
C. 腺癌的发生与 Barrett 食管有关
D. 早期可有吞咽困难
E. 晚期可经血道转移至肝和肺

23. 溃疡病穿孔后最严重的后果为（ ）。
A. 穿孔后引起肠粘连
B. 穿孔后引起急性弥漫性腹膜炎
C. 穿孔后引起小网膜急性炎症
D. 穿孔后引起溃疡周围脓肿形成
E. 穿孔后引起慢性包裹性腹膜炎

24. 急进型高血压时，增生性小动脉硬化及坏死性细动脉炎主要发生在（ ）。
A. 心
B. 肾
C. 大脑
D. 肾上腺
E. 脾

25. 革囊胃的形成指的是（ ）。
A. 胃溃疡广泛瘢痕形成
B. 范围较大的溃疡型胃癌
C. 胃癌癌细胞弥漫浸润胃壁
D. 胃癌伴胃囊性扩张
E. 胃黏液腺癌大量黏液潴留

26. 下列选项中，符合慢性肺源性心脏病演进的是（ ）。
A. 支气管肺炎→代偿性肺气肿→慢性肺心病
B. 慢性支气管炎→阻塞性肺气肿→慢性肺心病
C. 大叶性肺炎→肺肉质变→慢性肺心病
D. 间质性肺炎→间质性肺气肿→慢性肺心病
E. 肺癌阻塞、压迫支气管→肺气→慢性肺心病

27. 下列选项中，不属于肺硅沉着症常见并发症的是（ ）。
A. 阻塞性肺气肿
B. 肺结核病
C. 自发性气胸
D. 肺肉质变
E. 肺源性心脏病

28. 小叶性肺炎不会出现的并发症是（ ）。
A. 心力衰竭
B. 呼吸衰竭

C. 支气管扩张
D. 肺肉质变
E. 肺脓肿

29. 病毒性肺炎的主要病理诊断依据是（　）。
A. 肺泡性肺炎
B. 间质性肺炎
C. 透明膜形成
D. 上皮细胞内病毒包涵体
E. 单核细胞和淋巴细胞浸润

30. 最容易引起皮肤潮红、水泻、心动过速、支气管哮喘等症状的肺癌类型为（　）。
A. 黏液癌
B. 大细胞癌
C. 类癌
D. 未分化腺癌
E. 低分化鳞状细胞癌

31. 早期胃癌的病理诊断标准是癌组织（　）。
A. 局限于黏膜层内
B. 直径小于 2cm
C. 未侵及肌层
D. 未侵及浆膜层
E. 无局部淋巴结转移

32. 动脉粥样硬化主要累及（　）。
A. 大、中动脉的中膜
B. 小动脉的内膜
C. 大、中动脉的内膜
D. 小动脉的中膜
E. 细动脉壁

33. 组胺类介质引起血管通透性升高的机制是（　）。
A. 引起细静脉内皮细胞收缩
B. 介导白细胞对内皮细胞的损伤
C. 引起细静脉内皮细胞损伤
D. 使内皮细胞的胞饮作用增强
E. 以上均不是

34. 下列选项中，最符合鳞状细胞癌特征的是（　）。
A. 发生于原有单层扁平上皮的覆盖部位
B. 癌珠形成
C. 癌细胞的排列及形态仍保留鳞状上皮的某些特性
D. 呈外生性生长
E. 主要经淋巴道转移

35. 左锁骨上淋巴结的转移性腺癌最可能的来源是（　）。
A. 卵巢癌
B. 乳腺癌
C. 胃癌
D. 肝癌
E. 食管癌

二、多选题（以下每道考题有 5 个备选答案，每题至少有 2 个正确答案）

1. 出血对机体产生的影响取决于（　）。
A. 出血的部位
B. 出血的类型
C. 出血的原因
D. 出血的速度
E. 出血的机制

2. 炎症反应的化学介质包括（　）。
A. 激肽类
B. 前列腺素
C. 5–羟色胺（5–HT）
D. 组胺
E. 白三烯

3. 引起原癌基因突变的 DNA 结构改变包括（　）。
A. 染色体易位
B. 点突变
C. 插入突变
D. 染色体畸形
E. 基因缺失和基因扩增

4. 下列综合征，与肿瘤发生有关的是（　）。
A. Li-Fraumeni 综合征
B. Bloom 综合征
C. 毛细血管扩张性共济失调症
D. 肾病综合征
E. 着色性干皮病

5. 风湿病的基本病理变化包括（　）。
A. 结缔组织的纤维素样变性
B. 结缔组织的淀粉样变化
C. 结缔组织的黏液样变性
D. 风湿性肉芽肿形成
E. 浆膜的浆液性和/或纤维素性炎症

6. 关于心肌梗死肉眼形态，描述正确的是（　）。
A. 梗死灶呈楔形
B. 梗死第 4 天后周边出现充血带
C. 梗死灶 8~9 小时后呈典型凝固性坏死
D. 梗死后 6 小时肉眼可辨认
E. 梗死灶 2~3 周后肉芽组织长入呈红色

7. 下列细胞，属于弥散神经内分泌细胞的是（　）。
A. 胃 G 细胞
B. 甲状腺 C 细胞
C. 胰岛 B 细胞和 A 细胞
D. 胃壁细胞
E. 肾上腺嗜铬细胞

8. 脂性肾病与膜性肾病比较，其临床不同点为（　）。
A. 尿中蛋白质的分子大小
B. 血尿不明显
C. 发病年龄
D. 对激素治疗的反应
E. 高脂血症不明显

9. 乳腺导管内癌的病变特点是（　）。
A. 可有乳头溢液
B. 肿块常与皮肤粘连
C. 多发生于乳头下乳晕周围
D. 导管的基底膜一般完好
E. 癌细胞团可发生大片坏死

10. 扩张性心肌病病理形态包括（　）。
A. 心脏重量增加
B. 附壁血栓形成
C. 各心腔明显扩张
D. 心内膜增厚
E. 瓣膜无器质病变

11. 在慢性化脓性炎症灶中，可见到的细胞是（　）。
A. 浆细胞
B. 淋巴细胞
C. 中性粒细胞
D. 单核细胞
E. 成纤维细胞

12. 细菌性痢疾可并发（　）。
A. 肠穿孔
B. 肠出血
C. 毒血症
D. 肠狭窄
E. 关节炎

13. 下列选项中关于慢性纤维空洞型肺结核的病变特点，叙述正确的是（　）。
A. 洞壁内层为结核性肉芽肿

B. 病变局限于同侧肺组织
C. 在肺内形成一个或多个薄壁空洞
D. 可导致肺组织的广泛纤维化
E. 空洞内细菌经支气管播散可形成干酪样肺炎

14. 下列选项中，可引起脏层上皮细胞足突消失融合的肾炎是（　）。
A. 局灶性节段性肾小球肾炎
B. 慢性硬化性肾小球肾炎
C. 轻微病变性肾小球肾炎
D. 膜性肾小球肾炎
E. 系膜增生性肾小球肾炎

15. 子宫内膜异位症发生的原因可能是（　）。
A. 医源性移植
B. 月经倒流
C. 体腔上皮化生
D. 子宫成纤维细胞化生
E. 淋巴细胞化生

16. 关于流行性乙型脑炎的病理改变，下列选项中正确的是（　）。
A. 蛛网膜下腔见大量中性粒细胞
B. 形成小胶质细胞结节
C. 淋巴细胞血管套
D. 筛状软化灶
E. 神经细胞变性坏死

17. 下列选项中，影响不同临床病理类型的病毒性肝炎发生的是（　）。
A. 病毒量不同
B. 病毒的种类不同
C. 病毒毒力不同
D. 机体的免疫状态不同
E. 感染的时间不同

18. 可引起肺内成纤维细胞增生、形成肺纤维化病灶的疾病包括（　）。
A. 肺结核
B. 小叶性肺炎
C. 大叶性肺炎
D. 支气管扩张症
E. 慢性支气管炎

19. 下列选项中，属于急性化脓性阑尾炎特点的是（　）。
A. 阑尾各层均有大量中性粒细胞浸润
B. 阑尾显著肿胀、充血
C. 阑尾腔内常有积脓
D. 常有阑尾周围炎及局限性腹膜炎
E. 阑尾表面常有脓性渗出物

20. 脑梗死可发生于（　）。
A. 主动脉瓣亚急性细菌性心内膜炎
B. 三尖瓣关闭不全合并血栓形成
C. 右心室心肌梗死合并附壁血栓
D. 二尖瓣狭窄合并血栓形成
E. 房间隔缺损患者大腿深部静脉的血栓性静脉炎

三、案例分析题（每个案例至少有 3 个提问，每个提问有多个备选答案，其中正确答案有 1 个或几个）

（1~3 题共用题干）

患者，女性，49 岁。发现乙肝、肝硬化 2 年。近 1 个月来右上腹隐痛、乏力、腹胀、食欲不振。检查发现巩膜、皮肤黄染，肝大、质硬，腹水阳性。

1. 为早期诊断患者是否并发原发性肝癌，应选择的检查是（　）。
A. B 超
B. 肝功能与血清甲胎蛋白（AFP）
C. 碱性磷酸酶（ALP）

D. 谷氨酰转肽酶（GGT）
E. 乳酸脱氢酶（LDH）

2. 如果 AFP≥500ng/ml，应首选排除（　）。
A. 胃癌
B. 原发性胆管细胞癌
C. 胰腺癌
D. 肠癌
E. 卵巢肿瘤

3. 如患者妇科检查正常，要确诊为原发性肝癌的 AFP 升高应持续（　）。
A. 1 周
B. 2 周
C. 3 周
D. 4 周
E. 5 周

（4~6 题共用题干）
患者，男性，41 岁。因胃溃疡做胃大部分切除术，在胃体处可见一约 2cm×1cm×1cm 大小灰白色结节，向浆膜面凸起，切面质实，灰白色。
4. 镜下观如图所示，免疫组化 CD117 如图所示，其病理诊断为（　）。

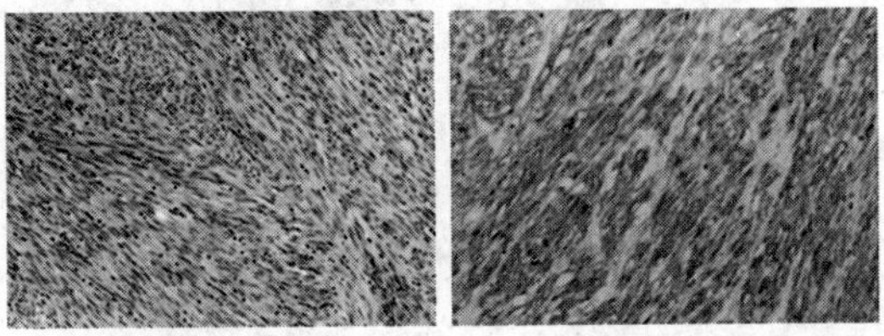

A. 慢性胃溃疡
B. 胃间质瘤
C. 平滑肌瘤
D. 淋巴结反应性增生
E. 以上均不是

5. 该疾病在胃肠道中最常见的部分位于（　）。
A. 直肠
B. 食管
C. 结肠
D. 胃、小肠
E. 肛管

6. 关于该疾病的描述，错误的是（　）。
A. 通常表现为腹部不适
B. 也可发生在网膜和肠系膜
C. 镜下瘤细胞可呈上皮样或梭形
D. 肿瘤大者直径可达 20cm
E. 肿瘤细胞大多数 CK 为阳性

（7~8 题共用题干）
患者，女性，31 岁。产后 7 个月发现腹壁一隆起形肿块，约 5cm，质硬，病变界限不清。镜下长形纤细的梭形细胞增生，无明显异型性，周围有数量不等的血管。
7. 判断该患者最可能为（　）。
A. 增生性肌炎
B. 纤维组织细胞瘤
C. 结节性筋膜炎
D. 韧带样瘤
E. 隆突性皮肤纤维肉瘤

8. 关于此病，下列叙述错误的是（　）。
A. 创伤对发病有促进作用
B. 病变来自腹壁的肌肉腱膜结构
C. 病变内细胞 Vimentin 强阳性
D. 切除后一般不复发
E. 不发生转移

（9~11 题共用题干）
患者，女性，72 岁。全身乏力并消瘦 3 个月就诊。超声检查显示脾脏弥漫性明显肿大。无外伤及肿瘤史，临床怀疑是淋巴瘤，切除脾脏送检。
9. 如果怀疑肿瘤性病变，肉眼检查切面所见（　）。
A. 蜂窝状
B. 单房性囊肿
C. 被膜下破裂
D. 大小不等的弥漫性灰白结节

E. 多发性脓肿

10. 如果考虑恶性淋巴瘤，最常见的组织学类型为（　）。
A. 淋巴浆细胞样淋巴瘤
B. 小淋巴细胞性淋巴瘤
C. 间变性大细胞性淋巴瘤
D. 外周 T 细胞淋巴瘤
E. 边缘区 B 细胞淋巴瘤

11. 如果是边缘区淋巴瘤，下列选项中表达正确的是（　）。
A. CD20（+）、CD10（−）、CD5（−）、CyclinD（−）、CD23（−）、CD38（−）
B. CD20（+）、CD10（+）、CD5（+）、CyclinD（−）、CD23（−）、CD38（−）
C. CD20（+）、CD10（+）、CD5（−）、CyclinD（−）、CD23（−）、CD38（+）
D. CD20（+）、CD10（−）、CD5（+）、CyclinD（−）、CD23（+）、CD38（−）
E. CD20（+）、CD10（−）、CD5（+）、CyclinD（+）、CD23（−）、CD38（−）

（12～13 题共用题干）

患儿，男，8 岁。左侧颈部先天性毛细血管瘤 8 年。

12. 巨检如图所示，镜检如图所示，该肿瘤的生长方式是（　）。

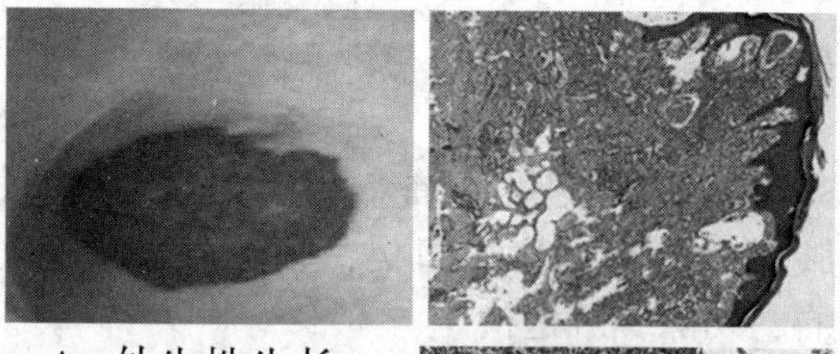

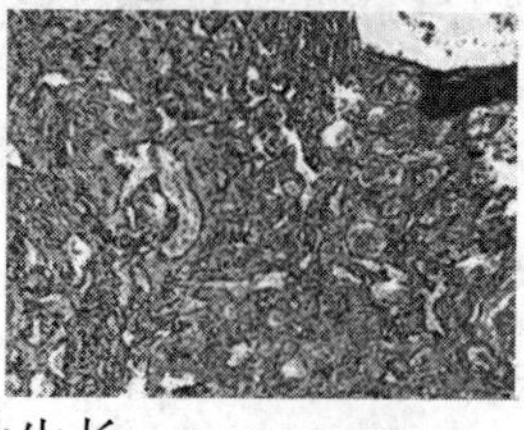

A. 外生性生长
B. 膨胀性生长
C. 浸润性生长
D. 外生性 + 浸润性生长
E. 外生性 + 膨胀性生长

13. 该肿瘤的性质是（　）。
A. 恶性肿瘤
B. 癌前病变
C. 交界性肿瘤
D. 良性肿瘤
E. 以上都不是

（14～15 题共用题干）

患者，女性，33 岁。外阴多处白色斑片状病变，略增厚，界限清楚。取活检后镜下见上皮显著增厚，过度角化，未见异型，真皮浅层见少量慢性炎细胞浸润。

14. 该患者应诊断为（　）。
A. 外阴增生性营养不良
B. 外阴萎缩性营养不良
C. 尖锐湿疣
D. 外阴上皮内瘤变
E. 脂溢性角化病

15. 如果该患者鳞状上皮内见异型细胞，限于上皮层的下 1/3 区，基底膜完整，应诊断为（　）。
A. LSIL/VINⅠ级
B. HSIL/VINⅢ级
C. 浸润性鳞状细胞癌
D. 尖锐湿疣
E. 鲍温病

（16～18 题共用题干）

患者，男性，62 岁。咳嗽，痰中带血。X 线胸片示右侧肺门一类圆形阴影，边缘毛糙。术中见右肺门区一肿块包绕支气管，边界不清。

16. 病检镜下如图所示，对该患者正确的病理诊断是（　）。

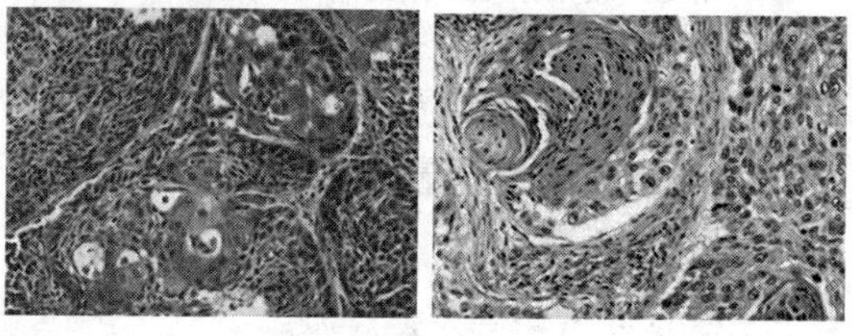

A. 肺门淋巴结结核

B. 肺大细胞癌
C. 肺鳞状细胞癌
D. 肺腺癌
E. 肺小细胞癌

17. 该病变可能起源于（ ）。
A. 小支气管黏膜上皮
B. 主支气管黏膜上皮
C. 支气管腺体
D. 嗜银细胞
E. Ⅱ型肺泡上皮细胞

18. 下列选项中，有关该疾病的叙述，错误的是（ ）。
A. 多位于肺门部
B. 与吸烟关系密切
C. 痰脱落细胞学检查阳性率最高
D. 绝大多数起源于支气管黏膜上皮
E. 通常预后好

（19～20 题共用题干）

患儿，女，6 岁。发现腋下淋巴结肿大 2 周。无发热，CT 检查示腹腔多个淋巴结肿大。

19. 该患儿应进行的最重要的定性诊断检查是（ ）。
A. 腋下淋巴结病理检查
B. 腹部 B 超检查
C. 血常规检查
D. 肿瘤标志物检查
E. PET–CT 检查

20. 该患儿最可能患的疾病是（ ）。
A. 淋巴瘤/白血病
B. 传染性单核细胞增生症
C. 阑尾炎
D. 肠梗阻
E. 神经母细胞瘤

（21～22 题共用题干）

患者，女性，33 岁。患糖尿病 4 年，阴道痒、烧灼感 1 个月余。妇科检查：阴道分泌物白色、黏稠，黏膜充血，PAS（+）。

21. 镜检如图所示，结合病理检查与临床病史，应诊断为（ ）。

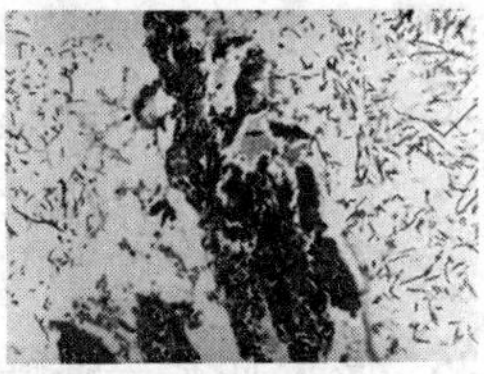

A. 淋病性阴道炎
B. 结核性阴道炎
C. 真菌性阴道炎
D. 老年性阴道炎
E. 阿米巴性阴道炎

22. 下列选项中，关于该病说法错误的是（ ）。
A. 该病可发生于健康妇女
B. 口服避孕药和孕妇容易发生该病
C. 致病原常存在于健康人的皮肤和腔道
D. 膜状物脱落后可出现糜烂和表浅溃疡
E. 以上说法均错误

（23～26 题共用题干）

患者，男性，32 岁。因急腹症拟诊急性阑尾炎手术，术后送检。

23. 巨检及镜下观如图所示，正确的病理诊断应为（ ）。

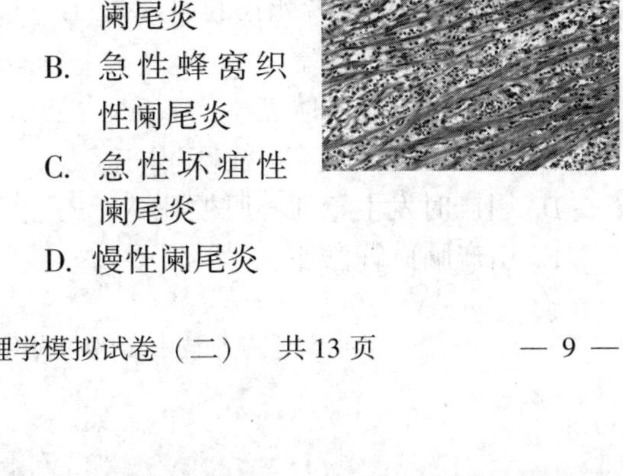

A. 急性单纯性阑尾炎
B. 急性蜂窝织性阑尾炎
C. 急性坏疽性阑尾炎
D. 慢性阑尾炎

E. 急性坏疽性阑尾炎并阑尾周围脓肿形成

24. 该炎症多由何种细菌引起的（　）。
A. 结核杆菌
B. 白色葡萄球菌
C. 铜绿假单胞菌
D. 溶血性链球菌
E. 金黄色葡萄球菌

25. 该炎症常呈弥漫性的原因为（　）。
A. 可通过管道使得细菌播散至别处
B. 细菌可分泌透明质酸酶和链激酶降解纤维而易于扩散
C. 易通过血行发生转移性脓肿
D. 单核吞噬细胞可吞噬细菌，将其转移至他处
E. 炎细胞坏死后溶酶体酶释放，降解组织成分造成的

26. 该炎症多好发于哪些部位（　）。
A. 浆膜
B. 黏膜
C. 致密结缔组织
D. 疏松结缔组织
E. 脂肪组织

（27~29 题共用题干）

患者，女性，23 岁。妊娠 9 个月余，临床诊断腹水、羊水过多、胎儿畸形。引产胎头娩出、胎肩尚未娩出时，患者突然惊叫一声，血压、脉搏测不到，抢救无效死亡。

27. 最可能引起该患者死亡的原因是（　）。
A. 肺动脉血栓栓塞
B. 引产时出血性休克
C. 肺小动脉广泛羊水栓塞
D. 引产时发生急性心肌梗死
E. 引产脑血管意外

28. 该患者大体和显微镜下最具诊断意义的病理改变为（　）。
A. 左心室前壁和心尖部广泛的心肌梗死
B. 脾被膜皱缩，含血量明显减少，肝小叶中央静脉周围肝细胞凝固性坏死
C. 右肺动脉主干内有圆柱状物，阻塞血管腔，显微镜下证实为血栓
D. 肺内各级血管和肺泡间隔毛细血管内可见明显角化物等羊水成分
E. 大脑蛛网膜下腔出血

29. 该患者尸检时见肺门根部周围组织有数个针尖大小的出血点，左心室前、后脏层心包有多数针尖大小出血点，左前降支中段附近出血点较多，多处出血的主要原因考虑是（　）。
A. 急性肺血管栓塞、乏氧
B. 急性心肌梗死
C. 冠状动脉粥样硬化
D. 引产创伤引起
E. 大脑蛛网膜下腔出血

（30~33 题共用题干）

患者，女性，39 岁。外阴见一疣状肿物体积 2.5cm × 2cm × 1.5cm，切面肿物基部与间质分解清楚。镜下见鳞状上皮呈乳头状生长，有角化不全，乳头无纤维血管束，底部钉突整齐向间质呈推移式浸润。

30. 对该患者应诊断为（　）。
A. 基底细胞癌
B. 鳞状细胞癌
C. 疣状癌
D. 尖锐湿疣
E. 宫颈上皮内瘤样病变（CIN）3 级累及腺体

31. 鳞状细胞癌与疣状癌的鉴别要点是（　）。
A. 细胞学的非典型性

B. 鳞状上皮呈乳头状生长
C. 含有挖空细胞
D. 明显的浸润性生长方式
E. 乳头无纤维血管轴心

32. 尖锐湿疣与疣状癌的鉴别要点是（ ）。
A. 真皮内有炎细胞浸润
B. 乳头有纤维血管轴心
C. 含有挖空细胞
D. 无间质浸润
E. 鳞状上皮呈乳头状生长

33. 关于疣状癌的描述，正确的是（ ）。
A. 可以局部浸润
B. 从不发生转移
C. 从不发生淋巴转移
D. 局部扩散范围可以非常广泛
E. 手术时要进行腹股沟淋巴结切除

（34~36 题共用题干）

患者，男性，53 岁。多年来每天饮白酒半斤以上。近 1 年来，自觉疲乏无力，食欲缺乏，右上腹隐痛。1 天前，与家人吵架后喝下 8 两白酒，突然呕血约 500ml，急诊入院。查体：脾轻度肿大，少量腹水。肝脏 B 超显示，表面不光滑，肝实质不均匀，可见结节状改变，肝脏体积缩小。

34. 发生呕血的原因为（ ）。
A. 食管下段静脉丛曲张破裂出血
B. 食管上段静脉丛曲张
C. 脐周静脉丛曲张
D. 肝硬化合并胃溃疡
E. 直肠静脉丛曲张
F. 肝硬化合并急性胰腺炎

35. 肝脏可出现的病理改变包括（ ）。
A. 有假小叶形成
B. 肝脏表面弥漫性的小结节
C. 肝细胞脂肪变性
D. 可见 Mallory 小体
E. 小叶中央静脉和肝窦扩张充血
F. 肝脏包膜皱缩、增厚、中性粒细胞浸润

36. 出现腹水的原因为（ ）。
A. 肝脏合成白蛋白功能下降
B. 门静脉高压
C. 侧支循环形成
D. 血中醛固酮和抗利尿激素水平升高
E. 血管通透性增大
F. 胃肠淤血

（37~39 题共用题干）

患者，女性，31 岁。已婚。自己无意中发现外阴部有灰白色细颗粒状突起，表面粗糙，活检见表皮增生、角化过度，空泡变性，细胞核大，双核，异型核。

37. 最先判断的疾病是（ ）。
A. 角化病
B. 寻常疣
C. 尖锐湿疣
D. 乳头状瘤
E. 增生性疣状外阴炎
F. 假性湿疣

38. 可做哪些标记以进一步明确诊断（ ）。
A. 单纯疱疹病毒（HSV）
B. 人乳头瘤病毒（HPV）6 型/11 型
C. 人乳头瘤病毒（HPV）2 型/4 型
D. 人乳头瘤病毒（HPV）16 型/18 型
E. Epstein–Barr 病毒（EBV）
F. 以上均可

39. 如果不经治疗，随着病情的发展，可能转变为（ ）。
A. 卵巢癌

B. 子宫肌腺症
C. 子宫肌瘤
D. 子宫内膜癌
E. 宫颈癌
F. 以上均可

（40~42 题共用题干）

患者，男性，20 岁。左大腿肿胀疼痛 1 年。X 线片：左股骨下段皮质骨明显硬化，皮质旁见偏心性高密度影。

40. 不可能诊断为（ ）。
A. 骨瘤
B. 骨样骨瘤
C. 骨母细胞瘤
D. 皮质旁骨肉瘤
E. 皮质旁骨化性肌炎
F. 软骨肉瘤

41. 最可能的诊断是（ ）[提示：光镜下：穿刺活检组织学显示分化好的骨小梁和增生的梭形细胞，细胞异型性不明显，未见明确分带现象。CT：病变主体位于骨旁（高密度影），可见皮质破坏及少量髓腔侵犯]。
A. 骨膜炎
B. 骨样骨瘤
C. 软骨肉瘤
D. 皮质旁骨肉瘤
E. 皮质旁骨化性肌炎
F. 骨母细胞瘤

42. 上述所诊断病变的特征性遗传学改变是（ ）。
A. t（11:22）
B. RB1 缺失
C. 一个或多个多余的环状染色体
D. 3p 缺失
E. 1p 缺失
F. p53 缺失

（43~45 题共用题干）

患者，男性，22 岁。不慎从高处跌落。X 线片：右股骨骨折。行复位、固定，8 个月后患者只能跛行。X 线片复查：发现两断端股骨呈 60° 角愈合，经再次手术，钢板固定，抗感染，加强营养和锻炼，1 年后取钢板，患者完全恢复正常。

43. 患者第 1 次骨折愈合属于（ ）。
A. 畸形愈合
B. 一期愈合
C. 二期愈合
D. 痂下愈合
E. 骨性骨痂愈合
F. 纤维性骨痂愈合

44. 患者第 1 次骨折愈合不良的主要因素是（ ）。
A. 伤口内死骨
B. 全身因素
C. 局部感染
D. 营养不良
E. 局部血液循环不好
F. 断端复位、固定不佳

45. 患者第 2 次手术后完全恢复的主要原因是（ ）。
A. 加强锻炼
B. 断端固定好
C. 营养好
D. 预防感染治疗
E. 将断端重新复位好
F. 医护和患者配合好

参考答案

一、单选题

1. D	2. C	3. D	4. D	5. B	6. C	7. D	8. E	9. B	10. E
11. B	12. E	13. E	14. A	15. E	16. E	17. C	18. D	19. A	20. E
21. A	22. D	23. B	24. B	25. C	26. B	27. D	28. D	29. D	30. C
31. C	32. C	33. A	34. C	35. C					

二、多选题

1. ABD	2. ABCDE	3. ABCE	4. ABCE	5. ACDE
6. BCDE	7. ABCE	8. ACD	9. ACDE	10. ABCDE
11. ABCDE	12. ABCDE	13. DE	14. CD	15. ABC
16. BCDE	17. ABCD	18. ACD	19. ABCDE	20. ADE

三、案例分析题

1. B	2. E	3. D	4. B	5. D
6. E	7. D	8. D	9. D	10. E
11. A	12. D	13. D	14. A	15. A
16. C	17. B	18. E	19. A	20. A
21. C	22. E	23. B	24. D	25. B
26. D	27. C	28. D	29. A	30. C
31. AD	32. BCD	33. ABCD	34. A	35. ABCD
36. ABDE	37. C	38. B	39. E	40. CF
41. D	42. C	43. A	44. F	45. ABCDEF

高级卫生专业技术资格考试用书
病理学模拟试卷（三）

中国协和医科大学出版社
北　京

模拟试卷（三）

一、单选题（以下每道考题有5个备选答案，请选择1个最佳答案）

1. 冠状动脉前降支栓塞可能引起（　）。
   A. 室间隔后1/3心肌梗死
   B. 左心室前壁心肌梗死
   C. 右心室心肌梗死
   D. 左心室后壁心肌梗死
   E. 左心室侧壁心肌梗死

2. 下列选项中，属于病理性再生的是（　）。
   A. 子宫内膜的周期性再生
   B. 消化道黏膜上皮的更新
   C. 血细胞的更新
   D. 皮肤损伤后由周围的被覆上皮增生修复
   E. 以上均不是

3. 肺动脉栓塞患者常见的死亡原因是（　）。
   A. 急性右心衰竭
   B. 中毒性休克
   C. 急性左心衰竭
   D. 大片肺出血
   E. 急性肾衰竭

4. 下列选项中，符合瘢痕组织特点的是（　）。
   A. 组织内有大量的毛细血管
   B. 细胞间有丰富的液体成分
   C. 组织色泽鲜红、质地柔软
   D. 组织质地较硬、缺乏弹性
   E. 组织内有较多的炎性细胞

5. 有关炎症的定义，下列选项中最准确的是（　）。
   A. 是活体组织对损伤因子所发生的反应
   B. 是活体组织对损伤因子所发生的防御反应
   C. 是机体对损伤所发生的反应
   D. 具有血管系统的活体组织对损伤因子所发生的反应
   E. 具有血管系统的活体组织对损伤因子所发生的防御反应

6. 下列选项中，与漏出液特点无关的是（　）。
   A. 液体内无或极少纤维蛋白原
   B. 液体静置后不凝固
   C. 漏出与流体静力学因素有关
   D. 液体比重低
   E. Rivalta反应阳性

7. 纤维素性炎症的好发部位，不包括（　）。
   A. 心包膜
   B. 腹膜
   C. 皮下
   D. 支气管黏膜
   E. 结肠黏膜

8. 下列病变中，属于梗死的是（　）。
   A. 重Ⅱ度烧伤
   B. 足坏疽
   C. 病毒性肝炎
   D. 刀割伤
   E. 脓肿

9. 急进型高血压时，细动脉壁内有细丝、颗粒状或凝集成片块状的嗜酸物质，其改变可能是（　）。
   A. 黏液样变性
   B. 淀粉样变

C. 玻璃样变
D. 纤维素样坏死
E. 干酪样坏死

10. 下列组织或器官如果发生增生，有可能不受激素作用的是（ ）。
A. 涎液腺
B. 肾上腺
C. 甲状腺
D. 前列腺
E. 垂体

11. 机体在处理血栓的过程中，不可能发生的结局是（ ）。
A. 分离排出
B. 溶解、吸收
C. 机化再通
D. 脱落为栓子
E. 钙化

12. 肺炎双球菌感染最常引起肺的（ ）。
A. 假膜性炎
B. 脓肿
C. 纤维素性炎
D. 蜂窝织炎
E. 出血性炎

13. 风湿病的特异性病理变化是指（ ）。
A. 风湿小结形成
B. 胶原纤维的变性、坏死
C. 结缔组织的黏液变化
D. 病灶中发生的纤维素样坏死
E. 病灶内出现梭形小瘢痕

14. 急性风湿性心内膜炎心瓣膜上的赘生物是（ ）。
A. 混合血栓
B. 红色血栓
C. 白色血栓
D. 透明血栓
E. 微血栓

15. 关于出血性梗死的病理学特征，下列说法错误的是（ ）。
A. 梗死灶呈楔形
B. 常合并细菌感染
C. 充血、出血带不明显
D. 组织结构常不清
E. 梗死区淤血、出血明显

16. 肺褐色硬化是因为（ ）。
A. 肺间质纤维化伴含铁血黄素沉着
B. 肺萎缩伴含铁血黄素沉着
C. 肺间质纤维化伴碳尘沉着
D. 肺间质纤维化伴矽结节形成
E. 肺间质纤维化伴梗死

17. 皮肤损伤后由结缔组织取代的过程是（ ）。
A. 完全性再生
B. 化生
C. 瘢痕修复
D. 异型增生
E. 异常增生

18. 病毒性肝炎时，肝细胞最容易发生（ ）。
A. 玻璃样变
B. 脂肪变
C. 细胞水肿及气球样变
D. 淀粉样变性
E. 黏液样变性

19. 一次进入机体血管内多少毫升的空气即可导致猝死的发生（ ）。
A. 100ml 左右
B. 80ml 左右
C. 60ml 左右

D. 50ml 左右
E. 30ml 左右

20. 关于脂肪变，下列说法错误的是（　）。
A. 长期摄入脂肪过多可致心肌细胞脂肪变
B. 慢性肝淤血可致肝细胞脂肪变
C. 严重贫血可致心肌细胞脂肪变
D. 酒精中毒可致肝细胞脂肪变
E. 严重贫血可致肾小管上皮细胞脂肪变

21. 白色血栓的成分构成主要是（　）。
A. 白细胞、纤维素和血小板
B. 血小板和纤维素
C. 红细胞和白细胞
D. 红细胞和纤维素
E. 血小板和红细胞

22. 影响创伤愈合的局部因素不包括（　）。
A. 局部血液循环
B. 感染与异物
C. 神经支配
D. 电离辐射
E. 营养状况

23. 下列选项中，最容易引起肠管狭窄的疾病是（　）。
A. 肠阿米巴病
B. 细菌性痢疾
C. 肠结核
D. 肠伤寒
E. 菌群失调性假膜性肠炎

24. 震颤性麻痹 Lewy 小体最常见于（　）。
A. 小脑浦肯野细胞
B. 大脑皮质锥体细胞
C. 蓝斑区星形胶质细胞
D. 黑质神经色素细胞
E. 海马齿状核神经细胞

25. 下列哪种成分的量多是机体对结核杆菌具有抵抗力的最好组织学证据（　）。
A. 胶原纤维
B. 淋巴细胞
C. 干酪样坏死
D. 巨细胞
E. 类上皮细胞

26. 在原发性与继发性肺结核病变的形成中，其发生发展不同的关键因素为（　）。
A. 发病年龄不同
B. 病变性质不同
C. 发病部位不同
D. 机体反应性不同
E. 播散方式不同

27. 室管膜瘤的特点不包括（　）。
A. 以第四脑室最为常见
B. 大多见于儿童和青少年
C. 最易发生脑脊液种植性转移
D. 瘤细胞排列密集，核圆或卵圆形，深染
E. 出现腺管状菊形团或围绕血管壁呈假菊形团排列

28. 结核球的形成是干酪样坏死物被（　）。
A. 钙化
B. 机化
C. 包裹
D. 排出
E. 吸收

29. 下列关于慢性粟粒型肺结核病发生的叙述，正确的是（　）。
A. 多见于成年人，结核杆菌由肺外潜

伏病灶间歇入血而致
B. 由慢性纤维空洞型肺结核经支气管播散造成
C. 由肺原发灶直接蔓延引起
D. 常伴有肺门淋巴结病变扩大
E. 由浸润型肺结核直接蔓延引起

30. 下述肿瘤的发生可与化生有关的是（　）。
A. 肾盂移行细胞癌
B. 皮肤鳞状细胞癌
C. 肠黏液腺癌
D. 肝胆管上皮癌
E. 肠型胃癌

31. 关于免疫组化染色阳性细胞特征的叙述，下列错误的是（　）。
A. 有时免疫组化阳性反应强，可呈片状分布，颜色均匀一致
B. 三种类型定位：胞质、胞核和胞膜
C. 切片边缘，坏死细胞区等可呈阳性染色，不能用于判断阳性
D. 分布可分灶性和弥漫性
E. 背景清晰，单个明显的细胞呈强阳性，可判断为阳性

32. 一般来说，当坏死灶较大不能溶解吸收或完全机化时，下列叙述较合适的是（　）。
A. 一定形成空洞
B. 不会形成溃疡
C. 最易分离排除
D. 大多产生包裹
E. 长期不发生变化

33. 病毒包涵体在一般情况下，RNA 病毒形成胞质内包涵体，DNA 病毒形成核内包涵体，用 MACehiavello 碱性复红染色法显示病毒包涵体呈红色，但需要的分化液为（　）。
A. 磷钼酸
B. 0.2% 醋酸
C. 0.5% 盐酸乙醇
D. 0.5% 柠檬酸
E. 磷钨酸

34. 关于原发性肺结核病，下列选项中叙述正确的是（　）。
A. 病变在肺内易发生支气管播散
B. 仅发生于儿童
C. 常见死亡原因是结核性脑膜炎
D. 如不经积极治疗常难于痊愈
E. 急性全身性粟型结核病不如继发性肺结核常见

35. 细菌性痢疾发生溃疡是因为（　）。
A. 细菌外毒素作用
B. 细菌内毒素作用
C. 细菌的直接作用
D. 产生变态反应
E. 以上均是

二、多选题（以下每道考题有 5 个备选答案，每题至少有 2 个正确答案）

1. 弥散性血管内凝血可以引起（　）。
A. 多器官出血
B. 肾上腺皮质坏死
C. 血栓脱落后引起多器官梗死
D. 纤维蛋白血栓形成
E. 休克加重

2. 下列选项中，符合液化性坏死的论述是（　）。
A. 多发生在含蛋白酶多的部位

B. 多发生在含脂质多的部位
C. 多发生在含可凝固蛋白质少的部位
D. 脂肪坏死是液化性坏死的一个类型
E. 固缩坏死有液化性坏死的特点

3. 导致副肿瘤综合征的因素是（　）。
A. 肿瘤浸润破坏器官的结构和功能
B. 肿瘤细胞的一些酶活性增加，使部分激素分解、丧失或部分丧失功能
C. 肿瘤转移
D. 肿瘤细胞产生和分泌激素或激素类物质
E. 肿瘤的产物或异常免疫反应或其他原因

4. 花生四烯酸是二十碳不饱和脂肪酸，其代谢产物在炎症中可引起（　）。
A. 疼痛
B. 发热
C. 血管扩张
D. 白细胞渗出
E. 组织损伤

5. 关于下列各损伤因子引起细胞损伤的途径，正确的是（　）。
A. 四氯化碳在肝细胞内产生自由基引起损伤
B. 固缩坏死是由于遗传信息的改变
C. X 线引起的 DNA 螺旋的断裂
D. 维生素 A 中毒使溶酶体酶外逸
E. 氰化物中毒灭活呼吸链的酶系

6. 肿瘤组织的酶改变包括（　）。
A. 前列腺癌组织中酸性磷酸酶明显增加
B. 肿瘤组织内蛋白分解酶增加
C. 恶性肿瘤组织内氧化酶减少
D. 骨肉瘤的碱性磷酸酶增加
E. 肝癌的碱性磷酸酶增加

7. 在肿瘤间质中常伴有淋巴细胞浸润，并有结核样肉芽肿反应的是（　）。
A. 子宫颈癌
B. 畸胎瘤
C. 精原细胞瘤
D. 胚胎性癌
E. 无性细胞瘤

8. 下列表现中，对于流行性出血热的诊断有意义的是（　）。
A. 肺大片出血
B. 脑垂体前叶出血
C. 肾上腺髓质的出血
D. 右心房内膜下大片出血
E. 蛛网膜下腔出血

9. 关于卵巢上皮性肿瘤的叙述，下列正确的是（　）。
A. 常形成囊腺瘤
B. 是卵巢最常见的肿瘤
C. 黏液性囊腺瘤的上皮常为高柱状
D. 在黏液性囊腺瘤和浆液性囊腺瘤中均可发现砂粒体
E. 既可为良性也可为恶性肿瘤

10. 下列选项中，属于支气管哮喘发病因素的是（　）。
A. 过敏
B. 精神因素
C. 呼吸道感染
D. 饮食因素
E. 以上都可以

11. 肠伤寒发病第 3 周，下列实验室检查中阳性较高的是（　）。
A. 血细菌培养
B. 肥达反应
C. 粪便细菌培养

D. 尿细菌培养
E. 骨髓细菌培养

12. 常规石蜡制片的注意事项，主要包括（　）。
A. 组织脱水、透明和固定
B. 组织取材和固定
C. 切片刀的角度
D. 特殊要求切片的制片
E. 切片时组织块夹牢

13. 免疫组化染色时，常用的对照方法是（　）。
A. 阴性对照
B. 阳性对照
C. 阻断试验
D. 替代对照
E. 空白对照

14. Dukes 的结肠癌的病变分期是根据（　）。
A. 是否有局部淋巴结转移
B. 是否有种植性转移
C. 癌病变在肠壁的扩散范围
D. 是否有远隔脏器的转移
E. 侵犯结肠段的范围大小

15. 诊断绒毛膜上皮癌的依据是（　）。
A. 滋养层细胞异型增生形成癌巢
B. 可见绒毛样结构
C. 血和尿中绒毛膜促性腺激素水平升高
D. 常与妊娠有关
E. 以老年妇女居多

16. 关于甲状腺的滤泡性腺瘤，下列叙述正确的是（　）。
A. 胎儿型腺瘤由许多小滤泡构成，滤泡腔内多不含胶质
B. 胚胎性腺瘤瘤细胞小，仅形成少量不完整的滤泡
C. 单纯型腺瘤与正常甲状腺相似
D. 胶样腺瘤滤泡大，充满胶质，间质少
E. 嗜酸性细胞腺瘤滤泡腔内充满大量嗜酸性物质

17. 对放疗相对敏感的肿瘤包括（　）。
A. 卵巢无性细胞瘤
B. 卵巢畸胎瘤
C. 子宫颈高分化鳞状细胞癌
D. 卵巢胚胎性癌
E. 子宫颈低分化鳞状细胞癌

18. 蜂窝织炎的炎细胞弥漫性浸润是因为（　）。
A. 病原体能产生链激酶，溶解纤维蛋白
B. 病原体能产生透明质酸酶，降解透明质酸
C. 感染的组织疏松
D. 金黄色葡萄球菌感染
E. 病原体毒力强，组织破坏明显

19. 肉瘤的特点包括（　）。
A. 瘤细胞弥漫性分布，实质与间质分界清楚
B. 呈灰红色、湿润、质软、鱼肉状
C. 间叶组织来源的恶性肿瘤
D. 临床上较少见，多见于青少年
E. 多经血行转移

20. 关于脂肪变性，下列说法正确的是（　）。
A. 石蜡切片可做脂肪染色
B. 石蜡切片中可见空泡
C. 电镜下有包绕的圆形物
D. 冰冻切片可做脂肪染色
E. 用苏丹Ⅲ染色脂肪组织呈橘红色

三、案例分析题（每个案例至少有 3 个提问，每个提问有多个备选答案，其中正确答案有 1 个或几个）

（1~2 题共用题干）

患者，男性，51 岁。酗酒后寒战、高热、咳嗽、咳铁锈色痰伴左侧胸痛，放射至肩部。查体：T 40℃，左下肺触觉语颤增强，叩呈浊音，呼吸音低，闻及管状呼吸音。胸片示左下肺大片状浸润影呈段性分布。外周血白细胞 19×10^9/L，中性粒细胞 0.85，淋巴细胞 0.15。

1. 对该患者最可能的诊断是（　）。
   A. 肺炎球菌肺炎
   B. 克雷伯杆菌肺炎
   C. 支原体肺炎
   D. 肺结核
   E. 急性心肌梗死

2. 对于诊断最有意义的表现是（　）。
   A. 左侧胸痛放射至左肩部
   B. 醉酒后寒战、高热
   C. X 线示左下肺浸润影
   D. 咳铁锈色痰
   E. 左下肺语颤增强，叩呈浊音，闻及管状呼吸音

（3~4 题共用题干）

患者，女性，25 岁。主诉左侧腕部肿胀并疼痛。压之有乒乓球样感觉。X 线片示：左侧桡骨远端偏心位溶骨性破坏，无骨膜反应，骨皮质膨胀变薄，呈肥皂泡样改变。

3. 镜下如图所示，下列选项中诊断正确的是（　）。

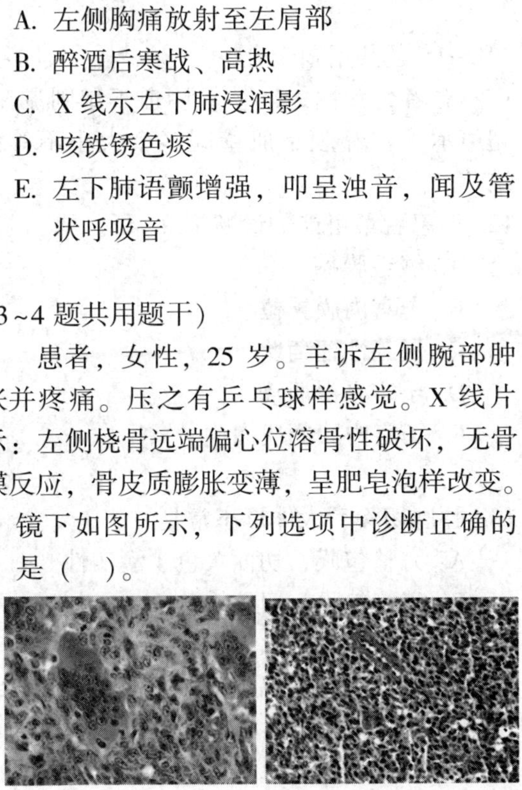

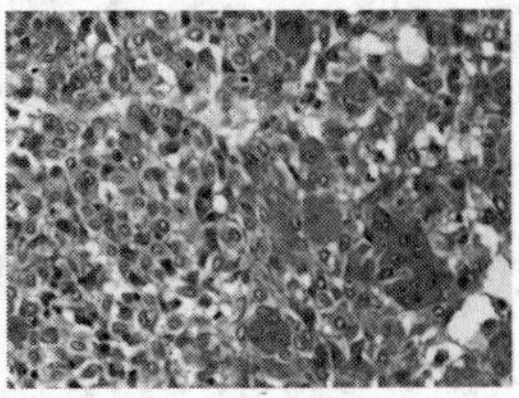

   A. 骨软骨瘤
   B. 软骨肉瘤
   C. 骨纤维肉瘤
   D. 动脉瘤样骨囊肿
   E. 骨巨细胞瘤

4. 下列选项中，关于上述病变说法正确的是（　）。
   A. 肉芽肿性病变
   B. 骨的瘤样病变
   C. 与脂质代谢障碍有关的骨病
   D. 有侵袭性及复发性的骨肿瘤
   E. 是来源于骨髓中网织细胞的肿瘤

（5~7 题共用题干）

患者，女性，40 岁。左侧乳腺肿块，直径 5cm，边界不清，切面鱼肉样。镜下见小印戒样细胞，间质明显黏液样，形成肺水肿样结构，并有丰富的枝芽状毛细血管。

5. 该患者最可能为（　）。
   A. 黏液纤维肉瘤
   B. 黏液样脂肪肉瘤
   C. 黏液瘤
   D. 低度恶性纤维黏液样肉瘤
   E. 软组织透明细胞肉瘤

6. 此小印戒样细胞是（　）。
   A. 脂肪母细胞
   B. 假脂肪母细胞
   C. 透明细胞
   D. 淋巴细胞
   E. 上皮样平滑肌细胞

7. 此病通常不需要免疫组化即可确诊，但免疫组化对主要由圆形细胞构成的病例有一

定帮助，绝大多数病例表现为（　）。

A. CD99 阳性

B. S-100 阳性

C. EMA 阳性

D. CD34 阳性

E. CK 阳性

（8~9 题共用题干）

患者，女性，51 岁。咳嗽伴左侧胸痛。胸片示左肺靠近胸膜处有一圆形高密度影，边缘清楚分叶状，大小为 1cm×3cm×4cm。

8. 术后病检，镜下如图所示，对其最可能的诊断是（　）。

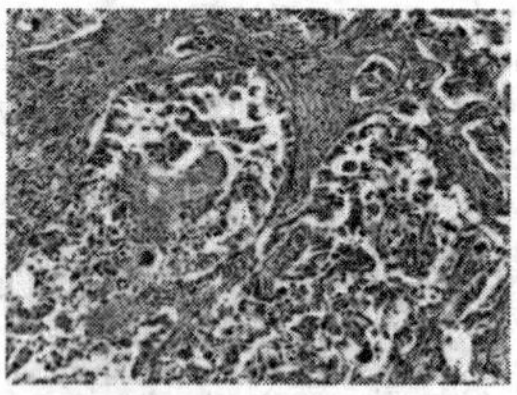

A. 大细胞癌

B. 小叶性肺炎

C. 肺鳞状细胞癌

D. 肺腺癌

E. 肺小细胞癌

9. 下列选项中，关于上述疾病说法错误的是（　）。

A. 与吸烟关系密切

B. 未分化腺癌癌细胞高度异型，可呈肉瘤样形态

C. 早期症状有助于诊断

D. 病变常累及胸膜

E. 占肺癌的 80%

（10~11 题共用题干）

患者，男性，35 岁。无既往史，身体健康。4 天前被雨淋后，第 2 天开始发热。高热 3 天，咳铁锈色痰，伴胸痛。查体：右肺下叶叩诊浊音，听诊可闻及支气管呼吸音；细菌学检查：铁锈色痰中检出多量肺炎双球菌，诊断为大叶性肺炎。X 线检查见大片致密阴影。

10. 该患者肺组织的形态学表现为（　）。

A. 肺泡间隔内毛细血管受压，肺泡腔充满大量红细胞

B. 肺泡间隔内毛细血管弥漫性扩张充血，肺泡腔充满纤维素及大量红细胞，其间夹有少量中性粒细胞和巨噬细胞

C. 肺泡间隔内毛细血管弥漫性扩张充血，肺泡腔内无液体渗出

D. 肺泡间隔内毛细血管受压，血流量明显减少

E. 肺泡间隔内毛细血管受压，肺泡腔内少量变性、坏死的中性粒细胞

11. 该患者肺组织病变进展最有可能处于（　）。

A. 灰色肝样变期

B. 红色肝样变期

C. 充血水肿期

D. 溶解消散期

E. 肺肉质变期

（12~15 题共用题干）

患者，女性，41 岁。阴道不规则流血，超声示子宫黏膜下肌壁间多个大小不等的结节。

12. 该患者最可能的诊断是（　）。

A. 绒毛膜癌

B. 子宫内膜异位症

C. 侵袭性葡萄胎

D. 子宫平滑肌瘤

E. 子宫内膜间质肉瘤

13. 肿瘤切除后大体形态常是（　）。

A. 完整包膜，切面黄色、囊实性

B. 完整包膜，切面粉色

C. 表面光滑，无包膜，切面黄色

D. 表面光滑，无包膜，切面灰白、编织状

E. 完整包膜，切面灰白，囊性变、出血

14. 若此患者为妊娠期，肌壁间肿物呈暗红色，边界清楚。此时应考虑为（　）。

A. 富于细胞性平滑肌瘤
B. 绒毛膜癌
C. 平滑肌肉瘤
D. 平滑肌瘤伴透明变性
E. 平滑肌瘤伴红色变性

15. 如果其中一个肿物切面灰黄、质软、湿润，局部可见出血坏死边界不清。镜下瘤细胞排列密集紊乱，胞核异型性明显，核分裂象 10 个/HP。此时应诊断为（　）。

A. 恶性潜能未定的平滑肌肿瘤
B. 富于细胞性平滑肌瘤
C. 绒毛膜癌
D. 平滑肌瘤恶变
E. 平滑肌瘤伴红色变性

（16~18 题共用题干）

患者，女性。右下腹痛、腹泻、果酱样大便 10 余天，无里急后重感。结肠镜检示升结肠黏膜面多处糜烂、出血。

16. 活检镜下如图所示：结肠黏膜出现不同程度的溃疡，溃疡底或边缘高倍镜下如图。正确的诊断是（　）。

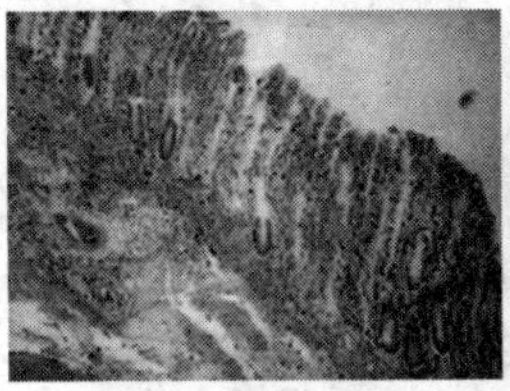
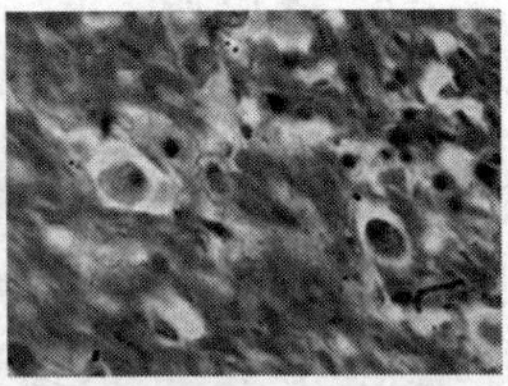
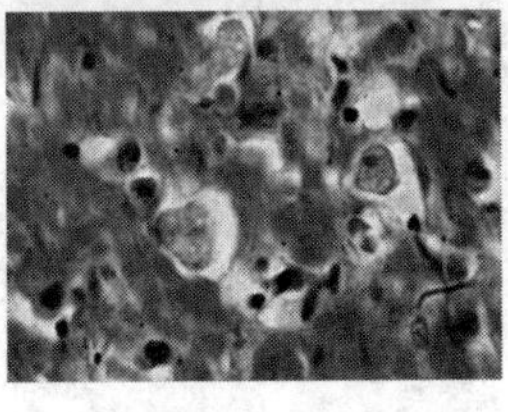

A. 慢性结肠炎
B. 溃疡性结肠炎
C. 结肠阿米巴病
D. 结肠细菌性痢疾
E. 结肠癌

17. 引起该疾病的主要病原微生物是（　）。

A. 白色念珠菌
B. 痢疾杆菌
C. 大肠杆菌
D. 溶组织阿米巴
E. 金黄色葡萄球菌

18. 该疾病的病变性质是（　）。

A. 变质性炎
B. 浆液性炎
C. 增生性炎
D. 化脓性炎
E. 肉芽肿性炎

（19~21 题共用题干）

患者，女性，26 岁。被猫抓伤小腿 20 天后，出现腹股沟淋巴结肿大、压痛，并伴有全身不适、没有食欲、发热、头痛、关节痛等症状。淋巴结活检示：淋巴结肿大，直径达 3cm。

19. 镜下所见如下图所示，综合考虑，最可能的诊断是（　）。

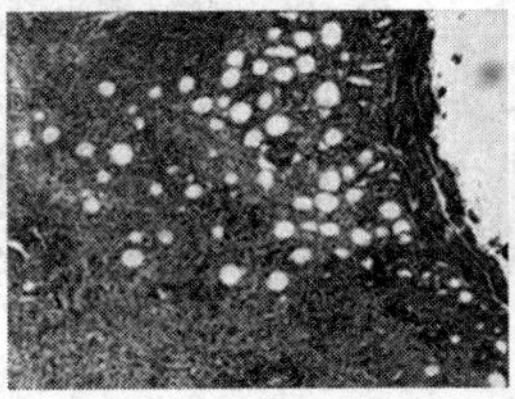
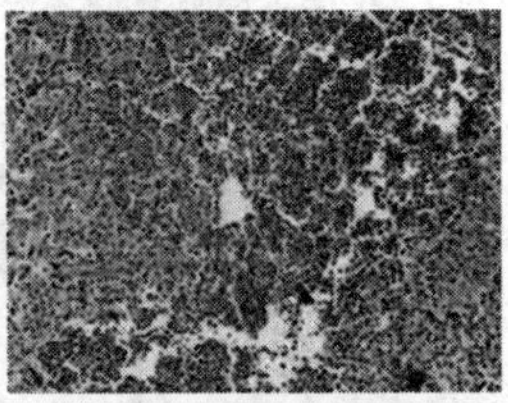
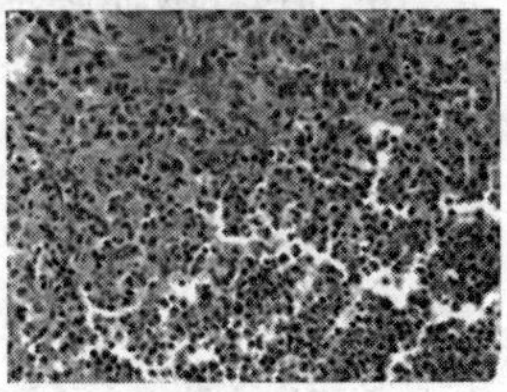

A. 淋巴结反应性增生
B. 猫抓病淋巴结炎
C. 淋巴结结核
D. B 细胞淋巴瘤
E. T 细胞性淋巴瘤

20. 该疾病主要病变特点是（　）。

A. 淋巴结结构消失，单一形态大细胞弥漫分布，核染色质细，核分裂多见
B. 淋巴结结构消失，弥漫大细胞取代
C. 中心化脓性肉芽肿形成
D. 淋巴滤泡及窦组织细胞增生，副皮质区扩大

E. 可见以干酪样坏死为中心典型结核结节形成

21. 发生于淋巴结外的恶性淋巴瘤的概率大约占全部恶性淋巴瘤的（　）。
A. 50%
B. 40%
C. 35%
D. 20%
E. 10%

（22~25 题共用题干）
患者，男性，46 岁。咳嗽伴有阵发性心动过速、皮肤潮红 3 个月，胸片示左侧肺门一圆形巨大阴影，直径 5cm。

22. 支气管镜活检镜下如图所示，肿瘤细胞弥散或成片聚焦，细胞体积小，胞质少，核深染，易见核分裂象。对其最可能的诊断是（　）。

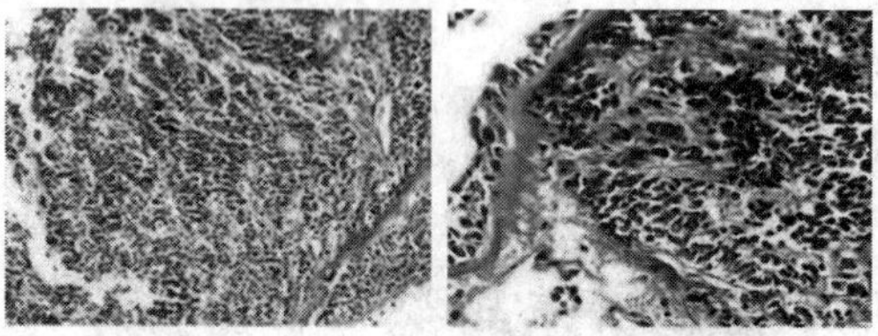

A. 肺腺癌
B. 肺鳞状细胞癌
C. 肺小细胞癌
D. 肺瘢痕癌
E. 肺大细胞癌

23. 该肿瘤可能起源于（　）。
A. 主支气管黏膜上皮
B. 支气管腺体
C. Ⅱ型肺泡上皮细胞
D. 嗜银细胞
E. 小支气管黏膜上皮

24. 该肿瘤临床表现多样，但不包括（　）。
A. Simmond 综合征
B. 重症肌无力
C. 水样腹泻
D. Cushing 综合征
E. 哮喘样支气管痉挛

25. 关于该肿瘤的叙述，错误的是（　）。
A. 具有神经内分泌功能
B. 在肺癌中的恶性度最高
C. 多发生在肺的周边部
D. 癌细胞可围绕小血管排列成假菊形团结构
E. 对放化疗敏感

（26~28 题共用题干）
患者，女性，56 岁。阴道流血 5 个月，发现腹部包块 1 个月，血中雌激素水平显著升高。超声显示：子宫内膜增厚，左侧卵巢见一直径约 10cm 实性肿物。手术切除肿物见肿物直径 10. 8cm，表面光滑，切面黄色伴出血。

26. 此肿瘤可能是（　）。
A. 性索间质肿瘤
B. 生殖细胞肿瘤
C. 表面上皮间质肿瘤
D. 转移性肿瘤
E. 淋巴瘤
F. 白血病

27. 镜下见肿瘤细胞排列成滤泡、岛状，细胞胞质稀少，核呈圆形、卵圆形，见纵行核沟，石榴籽样，分裂象少见，并见 Call-Exner 小体。此肿瘤诊断为（　）。
A. Leydig 细胞瘤
B. 成年型颗粒细胞瘤
C. 幼年型颗粒细胞瘤
D. Sertoli 细胞瘤
E. 卵泡膜细胞瘤
F. 内胚窦瘤

28. 颗粒细胞瘤免疫组化可以表达（ ）。
A. α-抑制素
B. CD99
C. Vimentin
D. EMA
E. SMA
F. CK7

（29~30 题共用题干）

患者，男性，30 岁。烫伤半小时后入院。可见手臂多个大小不等的水疱。

29. 镜下所见如图所示，该病变属于的炎症是（ ）。

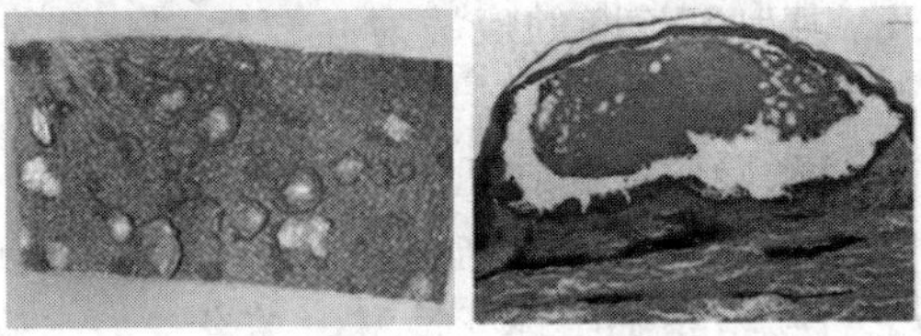

A. 纤维素性炎
B. 脓肿
C. 浆液性炎
D. 增殖性炎
E. 以上均不是

30. 关于该病变的，下列叙述中错误的是（ ）。
A. 多为急性渗出性炎的早期改变
B. 主要病变为浆液性物质渗出
C. 通常病变较轻，对组织损伤较小
D. 可发生在浆膜、黏膜等处
E. 属变质性炎

（31~33 题共用题干）

患儿，女，6 岁。1 周前受凉发热，咳嗽、咳痰；先是咳黏液，近两日咳嗽、咳痰加重，咳脓痰，并伴有呼吸困难。查体：体温 39℃，脉搏 155 次/分，呼吸 24 次/分。急性病容，呼吸急促，面色苍白，口唇发绀，鼻翼扇动。听诊双肺散在中、小水泡音。心音低钝，心率 156 次/分，心律齐。X 线检查：左、右肺下叶散在分布的灶状阴影。实验室检查：白细胞 20×10^9/L。入院后经积极治疗症状未见减轻，之后患者很快出现了肝、脾肿大，病情逐渐加重，抢救无效死亡。尸检主要见：左、右肺下背叶侧，肺表面和切面均见多灶状和小片分布的实变病灶。肝脏、脾脏和肾脏肿大，被膜紧张。显微镜下：气管和左、右主支气管壁弥漫性炎细胞浸润，以中性粒细胞为主。肝小叶中央静脉和肝窦扩张淤血、脾淤血明显和肾脏髓质血管明显扩张淤血。肺内实变病灶可见细支气管壁充血、水肿、中性粒细胞浸润，管腔内有大量脓细胞和渗出物，其周围肺泡腔内充满纤维素、水肿液和大量变性、坏死的中性粒细胞，部分区域病灶相互融合成片。

31. 从临床病史及尸检病理所见，该病例所患疾病为（ ）。
A. 急性支气管炎
B. 支气管哮喘
C. 小叶性肺炎，伴有部分小叶融合性肺炎
D. 大叶性肺炎
E. 支气管扩张
F. 肺间质纤维化

32. 本病例，尸检时肝、脾和肾脏肿大。显微镜：肝、脾淤血明显和肾脏明显的淤血，提示该患者有（ ）。
A. 急性右心衰竭
B. 右心排出量增多
C. 体循环淤血
D. 慢性左心衰竭
E. 有效循环血容量增加
F. 肺间质纤维化

33. 此病例的直接死亡原因分析为（ ）。
A. 急性支气管炎致呼吸衰竭

B. 小叶融合性肺炎致呼吸衰竭

C. 小叶融合性肺炎并发感染性休克

D. 小叶性肺炎，肺间质纤维化致呼吸衰竭

E. 小叶融合性肺炎引起急性心力衰竭

F. 肺间质纤维化致呼吸衰竭

（34~36 题共用题干）

患者，男性，33 岁。左手环指甲根部外伤后局部变黑，病变处约 1.0cm×0.3cm，无隆起，无破溃。手术切除病灶，术中冷冻切片见大小不等的梭形、不规则形细胞，富含黑色素，核仁清楚，呈浸润性生长。

34. 首先判断为（ ）。

A. 色素痣

B. 恶性黑色素瘤

C. Merkel 细胞癌

D. 基底细胞增生

E. 鳞状细胞癌

F. 以上都不是

35. 可做哪些标记以进一步明确诊断（ ）。

A. HMB-45

B. CK

C. NSE

D. S-100

E. Vimentin

F. 以上都是

36. 本病最可能的发展趋势是（ ）。

A. 自愈

B. 迅速转移

C. 转变为癌症

D. 转变为淋巴瘤

E. 短期死亡

F. 以上均有可能

（37~39 题共用题干）

患者，男性，55 岁。左颈部淋巴结无痛性进行性肿大，抗感染治疗无效，无肿瘤家族史。受累淋巴结呈融合状，直径 6cm，质硬，不活动。切除活检，肿块结节状，切面灰白质细腻，有灶状坏死。病理诊断混合型霍奇金淋巴瘤。

37. 其诊断主要依据为（ ）。

A. 腔隙性 R-S 细胞

B. 单核 R-S 细胞

C. 淋巴细胞和组织细胞

D. 多形性 R-S 细胞

E. 典型双核 R-S 细胞

F. 以上都不是

38. 其鉴别诊断的疾病为（ ）。

A. 转移癌

B. 慢性肉芽肿性炎

C. 嗜酸性淋巴结炎

D. 组织细胞坏死性淋巴结炎

E. 间变性大细胞淋巴瘤

F. 以上都不是

39. 应做哪些标记以明确诊断与鉴别（ ）。

A. CD15、CD30

B. EBER、MUM-1

C. CD20、CD3

D. LCA、PAX5

E. CD68、EMA

F. 以上都是

（40~42 题共用题干）

患者，男性，20 岁。因高热 10 余天来诊。查体：肝、脾均在肋下 1.0cm，质软。轻度腹痛及腹泻。1 周后突然发生急性腹膜炎。

40. 该患者目前应考虑的疾病可能是（ ）。

A. 病毒性肝炎

B. 肠伤寒病

C. 血吸虫病

D. 肠结核

E. 淋巴瘤
F. 细菌性痢疾

41. 该例应诊断为（　）（提示：患者因中毒性休克死亡。尸检：弥漫性腹膜炎，回肠末端见一穿孔，回肠集合和孤立淋巴滤泡肿胀、坏死、溃疡）。
A. 肠淋巴瘤
B. 肠血吸虫病
C. 肠癌
D. 肠结核病
E. 克罗恩病
F. 肠伤寒

42. 该病的特点包括（　）。
A. 病灶以回肠下端最为常见
B. 肉芽肿形成
C. 易发生肠出血和肠穿孔
D. 蜡样坏死
E. 易引起肠腔狭窄
F. 支气管肺炎

（43~45 题共用题干）

患者，男性，30 岁。因前臂伸侧皮肤红斑来诊。患者前臂伸侧皮肤出现环状暗红斑、界限清楚，边缘高起，中央部分色素减退。

43. 该患者可能的病变是（　）。
A. 真菌病
B. 皮肤肉样瘤
C. 寻常狼疮
D. 痤疮
E. 红斑性狼疮
F. 皮肤麻风
G. 手足口病
H. 皮肤淋巴瘤

44. 该患者的病理诊断为（　）（提示：镜下：表皮萎缩，真皮内上皮样细胞肉芽肿形成，含多核巨细胞，围以密集的淋巴细胞；皮肤附属器有炎细胞浸润并破坏；皮肤神经也见炎细胞浸润及破坏，并见上皮样细胞肉芽肿形成；抗酸染色阴性）。
A. 真菌病
B. 皮肤肉样瘤
C. 寻常狼疮
D. 皮肤麻风
E. 红斑性狼疮
F. 皮肤淋巴瘤

45. 该患者病理分型为（　）。
A. 界线偏结核型
B. 结核样型
C. 未定型
D. 中间界线型
E. 界线偏瘤型
F. 瘤型

参考答案

一、单选题

1. B	2. D	3. A	4. D	5. E	6. E	7. C	8. B	9. D	10. A
11. A	12. C	13. A	14. C	15. A	16. A	17. C	18. C	19. A	20. A
21. B	22. E	23. C	24. D	25. E	26. D	27. C	28. C	29. A	30. E
31. A	32. D	33. D	34. C	35. B					

二、多选题

1. ABDE	2. ABCDE	3. DE	4. ABCDE	5. ABCDE
6. ABCDE	7. CE	8. BCD	9. ABCE	10. ABCDE
11. BCE	12. ABCDE	13. ABCDE	14. ACD	15. ACD
16. ABCD	17. AE	18. ABC	19. BCDE	20. BDE

三、案例分析题

1. A	2. D	3. E	4. D	5. B
6. A	7. B	8. D	9. E	10. B
11. B	12. D	13. D	14. E	15. D
16. C	17. D	18. A	19. B	20. C
21. A	22. C	23. D	24. A	25. C
26. A	27. B	28. ABCE	29. C	30. E
31. AC	32. AC	33. E	34. B	35. ADE
36. BE	37. E	38. ABCE	39. F	40. BDE
41. F	42. ABCDF	43. ABCEFH	44. D	45. B

高级卫生专业技术资格考试用书
病理学模拟试卷（四）

中国协和医科大学出版社
北　京

模拟试卷（四）

一、单选题（以下每道考题有5个备选答案，请选择1个最佳答案）

1. 慢性支气管炎患者哮喘的主要原因是（　）。
   A. 支气管黏膜内杯状细胞增多
   B. 支气管黏膜水肿
   C. 支气管壁平滑肌痉挛
   D. 支气管腔内黏液增多
   E. 支气管继发细菌感染

2. 胞质内含有脂褐素的细胞是（　）。
   A. 附睾管上皮细胞
   B. 心肌细胞
   C. 肝细胞
   D. 肾上腺皮质网状带细胞
   E. 鳞状上皮细胞

3. 下列关于弥漫性毒性甲状腺肿的叙述，正确的是（　）。
   A. 男性患者明显多于女性
   B. 基础代谢率降低
   C. 甲状腺滤泡中胶质减少
   D. 发病与饮食缺碘有关
   E. 发病与年龄有关，年龄越大发病者越多

4. 槟榔肝的病理特点不包括（　）。
   A. 肝细胞萎缩
   B. 胆小管增生
   C. 肝中央静脉扩张
   D. 肝细胞脂肪变性
   E. 肝窦明显扩张充血

5. 下列含有大量结核杆菌的是（　）。
   A. 巨噬细胞
   B. 结核性钙化灶
   C. 结核结节
   D. 干酪样坏死的液化物
   E. 纤维化病灶

6. 下列与肿瘤发生无关的是（　）。
   A. DNA 修复调节基因突变
   B. 无端粒酶活性
   C. 凋亡基因受到抑制
   D. 原癌基因激活
   E. 抑癌基因失活

7. 关于梗死的叙述，下列错误的是（　）。
   A. 有效侧支循环的建立可以防止梗死的发生
   B. 全身血液循环状态对于梗死的形成无明显影响
   C. 动脉痉挛可以促进梗死的发生
   D. 有双重血液循环的器官不易发生梗死
   E. 梗死大多因动脉阻塞引起

8. 下列属于完全性再生的是（　）。
   A. 动脉吻合口愈合
   B. 剖腹手术切口愈合
   C. 骨折愈合
   D. 肠吻合口愈合
   E. 胃溃疡愈合

9. 下列呈浸润性生长的良性肿瘤是（　）。
   A. 脂肪瘤
   B. 纤维瘤
   C. 骨软骨瘤

D. 神经鞘瘤
E. 血管瘤

10. 关于尸体解剖的叙述，下列错误的是（　）。
A. 尸体解剖是病理学的基本研究方法之一
B. 尸体解剖可以帮助查明病因，提高临床工作质量
C. 尸体解剖有利于解决医疗纠纷或与医疗相关的法律纠纷
D. 尸体解剖指的是对机体的组织器官进行检验的一种方法
E. 通过尸体解剖，能积累科研素材，促进医学科学的发展

11. 肥胖是指超过正常体重的（　）。
A. 10%
B. 20%
C. 30%
D. 35%
E. 50%

12. 关于风湿病的叙述，下列错误的是（　）。
A. 风湿病可以引起风湿性关节炎
B. 风湿病的发病与金黄色葡萄球菌感染有关
C. 风湿病是累及全身结缔组织的变态反应性疾病
D. 风湿性心内膜炎因引起慢性心瓣膜病而严重影响心功能
E. 皮下结节和环形红斑对诊断风湿病有帮助

13. 进行肺组织切片检查，光镜下观察可见支气管上皮细胞脱落，腔内有脓性渗出物，周围肺泡腔内亦有多少不等的脓性渗出物，应当诊断为（　）。
A. 大叶性肺炎红色肝变期
B. 大叶性肺炎灰色肝变期
C. 大叶性肺炎溶解消散期
D. 小叶性肺炎
E. 慢性肺淤血

14. 急性病毒性肝炎的病理特点是（　）。
A. 肝细胞增生
B. 肝细胞变性坏死
C. 汇管区炎症细胞浸润
D. 纤维组织增生
E. 汇管区间质增生

15. 经典霍奇金淋巴瘤最典型的肿瘤细胞是（　）。
A. 镜影细胞
B. 单核 R–S 细胞
C. 陷窝细胞
D. 未分化型细胞
E. 爆米花细胞

16. 在动脉粥样硬化早期病变中，最早进入内膜下的细胞是（　）。
A. 平滑肌细胞
B. 中性粒细胞
C. 淋巴细胞
D. 单核细胞
E. 成纤维细胞

17. 哪种类型的乳腺癌常常发生于双侧乳腺（　）。
A. 浸润性导管癌
B. 黏液样癌
C. 髓样癌
D. 浸润性小叶癌
E. 导管内原位癌

18. 多形性腺瘤中不存在的形态结构是（　）。
A. 导管样结构
B. 肌上皮团块
C. 鳞状上皮化生
D. 角化珠
E. 筛孔状结构

19. 渗出性结核性胸膜炎的病变特点主要是（　）。
A. 浆液纤维素性炎
B. 纤维素性出血性炎
C. 浆液出血性炎
D. 纤维素性化脓性炎
E. 假膜性炎

20. 我国流行的血吸虫病主要是由哪种类型血吸虫感染所致（　）。
A. 曼氏血吸虫
B. 日本血吸虫
C. 埃氏血吸虫
D. 华支睾吸虫
E. 包氏毛毕血吸虫

21. 关于淋巴结反应性增生的叙述，下列错误的是（　）。
A. 淋巴结内淋巴细胞和组织细胞反应性增生，使淋巴结肿大
B. 淋巴结反应性增生是淋巴造血系统最常见的疾病
C. 淋巴结反应性增生也称为非特异性淋巴结炎
D. 淋巴结结构被破坏
E. 在形态学上表现为淋巴滤泡增生

22. 在应激的抵抗期，机体主要以（　）。
A. 肾上腺皮质兴奋为主
B. 交感神经兴奋为主
C. 迷走神经兴奋为主
D. 交感–肾上腺髓质兴奋为主
E. 肾素–血管紧张素系统兴奋为主

23. 下列选项中，不符合基底细胞癌特点的是（　）。
A. 局部浸润破坏明显，形成溃疡
B. 易发生转移
C. 属于低度恶性肿瘤
D. 好发生于老年人颜面部
E. 对放疗敏感

24. 休克淤血性缺氧期组织微循环灌流的主要特征是（　）。
A. 少灌少流，灌少于流
B. 多灌多流，灌多于流
C. 少灌多流，流多于灌
D. 多灌少流，灌多于流
E. 少灌少流，灌多于流

25. 引起弥散性血管内凝血（DIC）的直接原因是（　）。
A. 血液高凝状态
B. 肝功能障碍
C. 血管内皮细胞受损
D. 单核–吞噬细胞功能抑制
E. 血管壁通透性增加

26. 炎症最主要的特征是（　）。
A. 纤维素渗出
B. 红细胞漏出
C. 血管扩张
D. 白细胞渗出
E. 炎症介质释放

27. 再灌注生成的氧自由基可以与细胞膜发

生（　）。

A. 氧化反应
B. 还原反应
C. 脂质过氧化反应
D. 超氧化反应
E. 羟化反应

28. 下列选项中，符合海绵状血管瘤组织学特点的是（　）。
A. 由单层内皮细胞组成，腔小壁薄
B. 由扩张的、相互连接的薄壁血管构成，伴有假乳头状结构
C. 薄壁血管呈不规则分枝状增生，管腔不规则，塌陷状
D. 分叶状、富于细胞的血管瘤，被纤维黏液样间质分隔
E. 特征性的“炮弹”样分布的血管结节挤压或突入邻近的薄壁血管，形成半月形

29. 风湿性心内膜炎疣状赘生物是（　）。
A. 风湿性肉芽肿
B. 透明血栓
C. 混合血栓
D. 红色血栓
E. 白色血栓

30. 乙型肝炎携带的机制是（　）。
A. 机体免疫反应不足，仅能杀灭和破坏一部分病毒
B. 机体免疫反应过强，感染病毒量多、毒力强
C. 机体免疫反应过强，感染病毒量少、毒力弱
D. 机体处于免疫耐受期
E. 机体免疫反应正常，感染病毒量多、毒力强

31. 渗出液中检出大量肺炎链球菌，提示大叶性肺炎病变处于（　）。
A. 溶解消散期
B. 充血水肿期及红色肝样变期
C. 灰色肝样变期
D. 合并肺肉质变期
E. 合并肺脓肿阶段

32. 原发性颗粒性固缩肾见于（　）。
A. 慢性肾盂肾炎
B. 快速进行性肾炎
C. 肾动脉粥样硬化
D. 高血压肾病
E. 肾梗死

33. 慢性萎缩性胃炎与慢性浅表性胃炎最主要的区别是前者（　）。
A. 黏膜充血水肿
B. 淋巴滤泡形成
C. 固有层淋巴细胞浸润
D. 固有腺体萎缩伴有肠上皮化生
E. 黏膜点状出血或糜烂

34. 系统性红斑狼疮的狼疮带指的是带状免疫荧光出现于（　）。
A. 关节滑膜内
B. 血管壁
C. 肾小球基膜
D. 真皮与表皮交界处
E. 心脏瓣膜

35. 慢性子宫颈炎的临床病理类型不包括下列哪项（　）。
A. 子宫颈肥大
B. 子宫颈溃疡
C. 子宫颈息肉
D. 子宫颈糜烂
E. 子宫颈腺囊肿

二、多选题（以下每道考题有 5 个备选答案，每题至少有 2 个正确答案）

1. 骨化性肌炎的特点主要是（ ）。
   A. 具有局限性、自限性
   B. 好发于青少年
   C. 主要位于骨骼肌内
   D. 可发生于肠系膜
   E. 病变常累及邻近骨组织

2. 贫血性梗死不包括（ ）。
   A. 肺梗死
   B. 脾梗死
   C. 肠梗死
   D. 脑梗死
   E. 肾梗死

3. 在疾病演变过程中，因果转化规律的特点包括（ ）。
   A. 因果转化是疾病过程中普遍存在的基本规律
   B. 可以相互交替
   C. 可以使疾病向好的方向发展
   D. 可以使疾病向恶化的方向发展
   E. 最终结果是导致机体死亡

4. 大多呈膨胀性生长的肿瘤是（ ）。
   A. 脂肪瘤
   B. 卵巢浆液性囊腺瘤
   C. 胃癌
   D. 结肠腺瘤性息肉
   E. 子宫平滑肌瘤

5. 关于肿瘤细胞核酸代谢的叙述，正确的是（ ）。
   A. 瘤细胞的核酸分解明显降低
   B. 瘤细胞合成 DNA 和 RNA 的聚合酶的活性升高
   C. 瘤细胞 DNA 和 RNA 的含量均明显升高
   D. 瘤细胞合成 DNA 和 RNA 的聚合酶的活性降低
   E. 瘤细胞 DNA 和 RNA 的含量均明显降低

6. 急进型高血压的病变特点包括（ ）。
   A. 增生性小动脉硬化
   B. 细动脉玻璃样变
   C. 细动脉硬化
   D. 坏死性细动脉炎
   E. 动脉粥样硬化

7. 下列没有趋化作用的炎症介质是（ ）。
   A. 缓激肽
   B. 白细胞三烯
   C. 阳离子蛋白
   D. 前列腺素
   E. 细菌产物

8. 下列关于风湿病皮下结节特点的叙述，正确的有（ ）。
   A. 呈圆形或椭圆形
   B. 直径为 0.5~2.0cm
   C. 大多见于大关节附近伸侧皮下
   D. 伴有压痛
   E. 镜下可见 Aschoff 小体

9. 关于肾移植急性排斥反应的叙述，下列正确的是（ ）。
   A. 发生在移植 1 周以后
   B. 可以发生在同卵孪生者
   C. 早期多表现为细胞免疫反应
   D. 晚期多因抗体介导而失败
   E. 临床表现为血红蛋白升高

10. 慢性阻塞性肺疾病包括（　）。
A. 慢性支气管炎
B. 肺气肿
C. 支气管扩张症
D. 支气管哮喘
E. 肺淤血

11. 电离辐射对创伤愈合的影响是（　）。
A. 促进瘢痕形成
B. 破坏细胞
C. 损伤小血管
D. 抑制组织再生
E. 抑制瘢痕形成

12. 慢性病毒性肝炎时汇管区改变主要包括（　）。
A. 淋巴细胞浸润
B. 肉芽肿形成
C. 纤维组织增生
D. 小胆管增生
E. 大量中性粒细胞浸润

13. 脑血管栓塞的栓子可能来自（　）。
A. 感染性心内膜炎形成的赘生物
B. 慢性风湿性心脏病左心房内形成的附壁血栓
C. 上、下肢静脉形成的血栓
D. 风湿性心内膜炎心瓣膜上的疣状血栓
E. 心肌梗死后左心室内形成的附壁血栓

14. 关于早熟症的叙述，下列正确的有（　）。
A. 发病与脑积水、脑肿瘤有关
B. 表现为女性 8 岁、男性 10 岁前出现性发育
C. 发病与遗传异常有关
D. 发病与病毒感染有关
E. 发病与下丘脑–垂体–肾上腺轴过早分泌释放促性腺激素有关

15. 结核病的愈合方式不包括（　）。
A. 浸润
B. 钙化
C. 溶解播散
D. 吸收消散
E. 纤维化

16. 纤维蛋白（原）降解产物（FDP）大量形成导致出血的原因主要有（　）。
A. 抗凝血酶作用
B. 水解蛋白 C
C. 抑制纤维蛋白单体聚合
D. 抑制血小板黏附聚集
E. 水解凝血因子

17. 引起局部组织或器官萎缩的原因主要包括（　）。
A. 局部缺血
B. 局部长期受压
C. 骨折导致长期卧床
D. 慢性消耗性疾病
E. 长期饥饿

18. 二尖瓣狭窄引起的病变包括（　）。
A. 左心室肥大、扩张
B. 左心房肥大、扩张
C. 右心房及体静脉淤血
D. 右心室肥大、扩张
E. 肺淤血、水肿

19. 非毒性甲状腺肿的病变包括（　）。
A. 严重者可以产生压迫症状
B. 可以形成不规则结节
C. 滤泡扩大含多量胶质
D. 滤泡上皮增生

E. 可伴有全身淋巴组织增生

20. 经呼吸道传播的疾病有（　）。

A. 结核

B. 流行性脑脊髓膜炎

C. 毛霉菌病

D. 伤寒病

E. 流行性乙型脑炎

三、案例分析题（每个案例至少有2个提问，每个提问有多个备选答案，其中正确答案有1个或几个）

（1~3题共用题干）

患者，男性，30岁。由于暴饮暴食而导致腹泻3天，每天腹泻十余次，在诊所静脉输入葡萄糖液，症状加重入院，就诊时该患者眼窝凹陷，皮肤弹性差，血压72/50mmHg，脉细速，脉搏120次/分。血清 Na^+ 浓度120mmol/L，尿 Na^+ 8mmol/L。

1. 该患者最可能诊断为（　）。

A. 低渗性脱水

B. 水中毒

C. 等渗性脱水

D. 高渗性脱水

E. 盐中毒

2. 该患者水、钠代谢失衡的特点为（　）。

A. 失水多于失钠，细胞内、外液均减少

B. 失钠多于失水，细胞外液减少

C. 失钠少于失水，细胞内液减少

D. 单纯失水，细胞内、外液均减少

E. 单纯失钠，细胞外液向细胞内转移

3. 该患者尿钠含量的变化（　）。

A. 正常

B. 略高

C. 时高时低

D. 减少

E. 逐渐增多

（4~5题共用题干）

患者，男性。8岁时曾患过扁桃体炎，其后20天红细胞沉降率加快，血中白细胞增多，前臂皮肤出现环形红斑。听诊心音未见明显改变，经过治疗后痊愈。该患者40岁前曾有过数次咽部感染病史，在咽部感染治疗过程中，听诊主动脉瓣区可闻及吹风样杂音，时有心绞痛发作，45岁拔牙后出现发热，持续2个月，听诊心脏杂音有时因体位变化而变动，超声检查见心瓣膜有赘生物，间断超声图像显示赘生物大小有变化。

4. 患者40岁所患疾病，根据当时临床检查，应考虑为（　）。

A. 感染性心内膜炎

B. 二尖瓣瓣膜病

C. 高血压性心脏病

D. 主动脉瓣瓣膜病

E. 冠心病

5. 该患者45岁时所患的疾病应考虑是（　）。

A. 感染性心内膜炎

B. 高血压性心脏病

C. 二尖瓣瓣膜病

D. 主动脉瓣瓣膜病

E. 冠心病

（6~8题共用题干）

患者，男性，36岁。农民工。某日早上在蔬菜温室为火炉添煤时，昏倒在温室台阶上，4小时后被人发现送入医院。患者平时身体健康。查体：体温37.5℃，呼吸24次/分，脉搏110次/分，血压

100/70mmHg。患者神志不清，口唇呈樱桃红色，其他无异常发现。实验室检查：PaO_2 95mmHg，血中碳氧血红蛋白（HbCO）浓度为30%，CO_2CP 14.5mmol/L。患者入院后立即吸氧，逐渐清醒，给予纠酸、补液等处理后，病情迅速好转。

6. 造成患者晕倒和神志不清的原因主要是（　）。
   A. 氰化物中毒
   B. CO中毒
   C. 室间隔缺损
   D. 维生素B_2严重缺乏
   E. 亚硝酸盐中毒

7. 造成缺氧的主要原因是（　）。
   A. 氧与脱氧Hb结合速度变慢
   B. HbO_2解离速度减慢
   C. HbCO无携氧能力
   D. CO使红细胞内2,3-DPG减少
   E. 氧与脱氧Hb结合速度加快

8. 该疾病和亚硝酸盐中毒时所产生缺氧的相同之处是（　）。
   A. 典型发绀
   B. 氧合Hb减少
   C. 动脉血氧分压正常
   D. 氧解离曲线左移
   E. 呼吸兴奋剂疗效佳

（9~10题共用题干）

患者，女性，51岁。风湿性心脏病反复发作十余年。近1个月来出现无力、低热、左上腹痛、腰痛、左侧肢体瘫痪，皮肤与黏膜见点状出血，听诊心脏杂音性质和强度发生改变。

9. 该患者现主要患有哪种疾病（　）。
   A. 风湿性心内膜炎
   B. 亚急性感染性心内膜炎
   C. 慢性风湿性心内膜炎
   D. 急性感染性心内膜炎
   E. 病毒性心肌炎

10. 该患者所出现的症状主要原因是（　）。
   A. 风湿性心内膜炎赘生物脱落
   B. 亚急性感染性心内膜炎赘生物脱落
   C. 心瓣膜病赘生物脱落
   D. 急性感染性心内膜炎赘生物脱落
   E. 病毒性心肌炎赘生物脱落

（11~12题共用题干）

患者，女性，51岁。因颊黏膜粗糙感、刺激性疼痛就诊。查体：双颊黏膜及下唇红、有网状白纹，右颊及唇红损害区有少量充血区。组织活检：棘层细胞增厚、上皮表面不角化、基底细胞排列紊乱。

11. 该患者最可能的诊断是（　）。
   A. 盘状红斑狼疮
   B. 多形性红斑
   C. 口腔黏膜扁平苔藓
   D. 白色水肿
   E. 白色角化病

12. 需与该疾病鉴别的是（　）。
   A. 盘状红斑狼疮
   B. 口腔溃疡
   C. 多形性红斑
   D. 白色海绵状痣
   E. 白色水肿

（13~15题共用题干）

患者，男性，64岁。足部溃烂3个月，于溃烂周边处区域取组织进行组织活检。

13. 组织镜下检查如下图所示，病变组织主要是（　）。

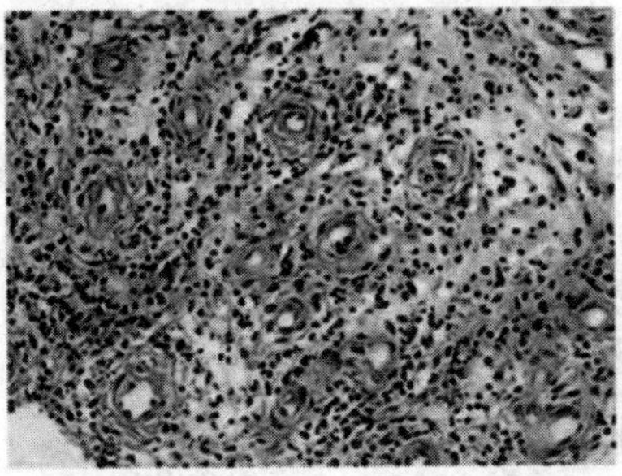

A. 瘢痕组织
B. 肉芽组织
C. 坏死组织
D. 结核结节
E. 纤维化病灶

14. 该组织镜下主要成分不包括（　）。
A. 厚壁小血管
B. 红染无结构物
C. 大量的新生毛细血管和成纤维细胞以及炎症细胞
D. 纤维结缔组织
E. 类上皮细胞及多核巨细胞

15. 该组织在组织损伤修复过程中的作用主要有（　）。
A. 机化
B. 填补创口及其他组织缺损
C. 抗感染保护创面
D. 包裹坏死、血栓及炎性渗出物及其他异物
E. 增强机体抵抗力

（16~19 题共用题干）

患者，女性，40 岁。不孕 6 年，停经 33 天，阴道淋漓出血 1 天，下腹疼痛。查体：心率 102 次/分，血压 98/70mmHg，移动性浊音（-）。妇科检查：子宫略大，宫颈摇摆痛（+），右侧附件触及痛性包块、边界不清。

16. 该患者最可能的诊断是（　）。
A. 卵巢浆液性囊腺瘤蒂扭转
B. 子宫腔内妊娠
C. 慢性盆腔炎
D. 输卵管妊娠
E. 宫颈癌转移至附件区

17. 该疾病最常见的部位是（　）。
A. 间质部
B. 壶腹部
C. 峡部
D. 伞端
E. 漏斗部

18. 下列辅助检查中，对诊断没有帮助的是（　）。
A. 诊断性刮宫
B. 后穹隆穿刺
C. X 线检查
D. B 型超声
E. 血 hCG 测定

19. 下列选项中，有确定诊断意义的表现是（　）。
A. 输卵管黏膜出现蜕膜样变
B. 子宫内膜内未见绒毛和滋养层细胞
C. 子宫内膜腺体有 A-S 反应
D. 输卵管水肿、充血
E. 输卵管腔血块内见有绒毛

（20~23 题共用题干）

患者，男性，36 岁。由于胃部不适而入院，胃镜活检为“腺癌”。行胃大部分切除术后巨检：胃窦部近小弯侧见一溃疡型肿块，大小为 2cm × 1cm × 0.8cm，其余黏膜皱襞完整。

20. 镜下检查如下图所示：异型腺体增生，局限于黏膜内。对于该患者最准确的病

理诊断是（ ）。

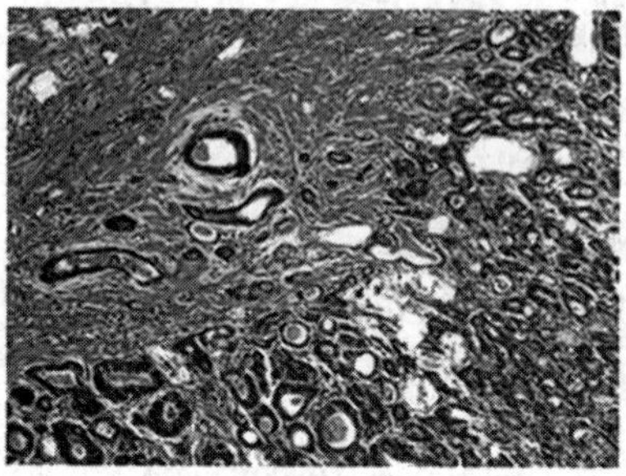

A. 高分化腺癌
B. 早期胃癌（中分化腺癌）
C. 结肠中分化腺癌
D. 低分化腺癌
E. 黏液腺癌

21. 该胃癌可能的肉眼类型是（ ）。
A. 隆起型
B. 表浅平坦型
C. 缩窄型
D. 表浅凹陷型
E. 弥漫型

22. 关于该肿瘤发病相关因素的叙述，下列正确的有（ ）。
A. 与亚硝胺的摄入有关
B. 与黄曲霉毒素有关
C. 日本胃癌发病率高
D. 与 P53 的失活，C-myc、P21 的激活有关
E. 与链球菌感染有关

23. 胃癌常发生在胃的哪个部位（ ）。
A. 胃底
B. 胃体
C. 胃小弯近胃窦部
D. 胃小弯近贲门部
E. 胃大弯侧

（24~27 题共用题干）

患者，男性，28 岁。脊髓灰质炎后遗症，左下肢肌肉麻痹、萎缩，行走困难，患肢感觉正常。

24. 该患者下肢肌肉发生的病理改变是（ ）。
A. 萎缩
B. 增生
C. 化生
D. 肥大
E. 变性

25. 对该患者进行镜下观察，其病变特点是（ ）。
A. 细胞质内可见脂褐素沉积
B. 肌肉纤维体积缩小
C. 间质中脂肪组织增多
D. 肌肉纤维体积增大
E. 间质中脂肪组织减少

26. 对患肢进行肉眼观察，其病变特点是（ ）。
A. 患侧肢体变细
B. 肌肉体积缩小
C. 重量减轻
D. 皮肤变薄
E. 表面出现结节

27. 发生该病理改变的机制是（ ）。
A. 长期受压
B. 营养不良
C. 内分泌失调
D. 神经调节障碍
E. 细胞的蛋白质合成减少而分解增多

（28~30 题共用题干）

患者，男性，75 岁。因全心衰竭而死亡。肺组织病理报告显示：肺泡壁毛细血管扩张充血，肺泡腔内可见红细胞、水肿液及吞噬有含铁血黄素的巨噬细胞，间质伴有纤

维组织增生。

28. 该患最可能诊断为（　）。
A. 急性肺淤血
B. 慢性肺淤血
C. 大叶性肺炎充血水肿期
D. 大叶性肺炎溶解消散期
E. 小叶性肺炎

29. 如果肝脏做病理切片，其可能出现的病变是（　）。
A. 肝小叶中央肝细胞萎缩
B. 肝细胞脂肪变性
C. 肝细胞大片坏死
D. 肝窦扩张充血
E. 肝内结缔组织轻度增生

30. 该患者心脏几乎不会发生的病变是（　）。
A. 心腔扩张
B. 心脏体积增大
C. 心肌肥大
D. 心脏缩小
E. 心脏重量增加

（31~32 题共用题干）

患者，女性，43 岁。双侧眼睑弥漫性小结节，丘疹样，镜下观察可见呈巢状、团状分布的大量泡沫细胞，无异型，并伴有炎症细胞浸润。

31. 该患者最可能是（　）。
A. 睑腺炎
B. 黄色瘤
C. 皮样瘤
D. 皮脂腺癌
E. 脂性肉芽肿

32. 此病的发生与下列哪项因素有关（　）。
A. 病毒感染
B. 高血压
C. 创伤
D. 高脂血症
E. 糖尿病

（33~35 题共用题干）

患者，男性，34 岁。2 周前手背受损，现损伤处遗留下一灰白色瘢痕，微凸出皮面，质硬韧及缺乏弹性，取少许组织送检。

33. 镜下检查如下图所示，鳞状上皮下是（　）。

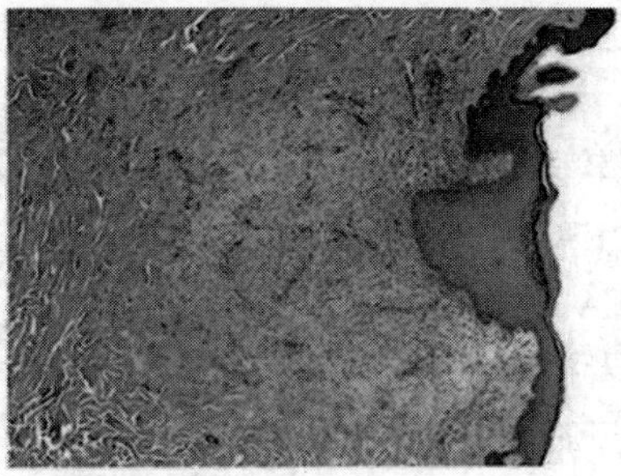

A. 肉芽组织
B. 瘢痕组织
C. 炎性渗出物
D. 坏死组织
E. 巨噬细胞

34. 下列关于该组织对机体作用的叙述，错误的是（　）。
A. 能把损伤的创口或其他缺损长期地填补或连接起来
B. 保证组织的坚固性
C. 较正常皮肤抗拉性强
D. 保证组织的完整性
E. 较肉芽组织抗拉性强

35. 关于该组织对机体不利之处，叙述正确的有（　）。
A. 导致器官硬化
B. 造成各器官间的纤维性粘连
C. 瘢痕收缩，使活动受限或梗阻
D. 可以形成瘢痕

E. 瘢痕的形成与体质无关

（36~38 题共用题干）

患者，女性，45 岁。因下腹痛和腹泻日渐加重入院。行剖腹探查术，见大网膜下部有直径约 8cm 的扁平肿块，余腹膜上散在有多个小结节。子宫及附件正常，消化道未见肿瘤。肿瘤组织镜下呈腺管、乳头状结构，并可见有大小不等的腺管样腔隙，被覆单层扁平上皮或立方上皮，瘤细胞体积较大，胞质呈嗜酸性，核呈泡状。部分区域瘤细胞增生活跃，聚集成堆，细胞异型性明显，可见较多病理性核分裂象。免疫组化染色：HBME-1 强阳性，Calretinin 阳性，CK 阳性，CEA 阴性。

36. 该患者病理诊断是（　）。
  A. 胃肠道腺癌腹膜转移
  B. 腹膜交界性浆液性肿瘤
  C. 卵巢癌腹膜种植
  D. 腹膜恶性间皮瘤
  E. 腹膜间皮增生

37. 该肿瘤的组织学类型属于（　）。
  A. 高分化腺癌
  B. 上皮样型（高分化）
  C. 混合型
  D. 上皮样型（低分化）
  E. 肉瘤样型

38. 此肿瘤高分化时需要鉴别的疾病是（　）。
  A. 间皮增生
  B. 纤维肉瘤
  C. 鳞状细胞癌
  D. 腺癌
  E. 乳头状癌

（39~40 题共用题干）

患者，男性，35 岁。右足底黑痣迅速增大，表面溃烂 1 个月。行手术切除并进行组织送检。

39. 镜检可见真皮浅层肿瘤细胞呈巢状、片状排列，部分区侵入表皮生长，细胞核大，核仁明显，易见核分裂象。该患者可能患有（　）。
  A. 皮肤慢性溃疡
  B. 皮内痣
  C. 皮肤交界痣
  D. 恶性黑色素瘤
  E. 混合痣

40. 关于对该病变的叙述，错误的是（　）。
  A. 来源于上皮组织
  B. 由交界痣恶变而来
  C. 来源于神经外胚叶组织
  D. 足底部和外阴、肛门周围皮肤好发
  E. 大多数预后很差

（41~43 题共用题干）

患者，男性，66 岁。5 个月前左颈部淋巴结肿大，经过抗感染治疗未见好转。近 20 天出现鼻涕带血，鼻塞、耳鸣、耳聋。鼻镜检查可见左侧鼻咽顶部糜烂，取材后活检，镜下观察可见瘤细胞界限不清，细胞核大，圆或卵圆形呈空泡状，且核仁明显；瘤细胞间和间质见淋巴细胞浸润。

41. 肿瘤大体分型应为（　）。
  A. 溃疡型
  B. 菜花型
  C. 结节型
  D. 黏膜隆起型
  E. 糜烂型

42. 镜下组织学诊断为（　）。
  A. 未分化型非角化性癌
  B. 混合型非角化性癌

C. 分化型非角化性癌

D. 普通型角化性鳞状细胞癌

E. 变异性角化性鳞状细胞癌

43. 肿瘤最先扩散至（　）。

A. 经咽鼓管口侵犯中耳

B. 向上经破裂孔或破坏颅底骨组织侵犯颅内

C. 向前经后鼻孔侵犯鼻腔、鼻窦

D. 经眶下裂侵犯眼眶

E. 颈淋巴结转移

（44~45 题共用题干）

患者，女性，61 岁。B 超检查见子宫肌壁结节，行子宫全切术并进行组织送检，巨检：子宫肌壁间有一结节，直径大约 4cm，结节与周围肌层分界不清，切面呈鱼肉状，质嫩。

44. 镜检结果如下图所示，该患者最可能诊断为（　）。

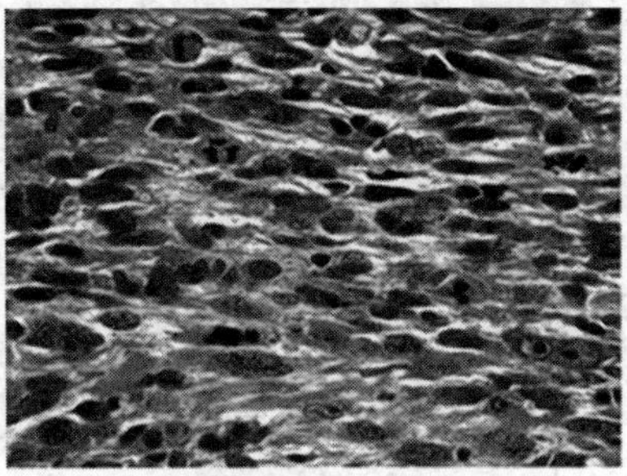

A. 子宫平滑肌瘤

B. 子宫腺肌瘤

C. 子宫平滑肌肉瘤

D. 子宫横纹肌肉瘤

E. 子宫内膜增生症

45. 如需进一步确诊，该患者首先应做的检查是（　）。

A. 腹部 CT

B. 胸部 X 线

C. PAS 染色

D. 免疫组化检查

E. 刚果红染色

参考答案

一、单选题

1. C	2. A	3. C	4. B	5. D	6. B	7. B	8. C	9. E	10. D
11. B	12. B	13. D	14. B	15. A	16. D	17. D	18. E	19. A	20. B
21. D	22. A	23. B	24. D	25. C	26. D	27. C	28. B	29. E	30. D
31. B	32. D	33. D	34. D	35. B					

二、多选题

1. ABCD	2. AC	3. ABCD	4. ABE	5. ABC
6. AD	7. AD	8. ABCE	9. ACD	10. ABCD
11. BCDE	12. ACD	13. ABE	14. ABCE	15. AC
16. ACD	17. ABC	18. BCDE	19. ABCD	20. ABC

三、案例分析题

1. A	2. B	3. D	4. D	5. A
6. B	7. C	8. BCD	9. B	10. B
11. C	12. A	13. B	14. ABDE	15. ABCD
16. D	17. B	18. C	19. E	20. B
21. D	22. ABCD	23. C	24. A	25. ABC
26. ABC	27. E	28. B	29. ABDE	30. D
31. B	32. D	33. B	34. C	35. ABCD
36. D	37. B	38. A	39. D	40. A
41. E	42. A	43. E	44. C	45. D

高级卫生专业技术资格考试用书
病理学模拟试卷（五）

中国协和医科大学出版社
北　京

模拟试卷（五）

一、单选题（以下每道考题有5个备选答案，请选择1个最佳答案）

1. 胃溃疡最常见的位置是（　）。
   A. 胃后壁
   B. 胃前壁
   C. 胃大弯
   D. 胃窦部小弯侧
   E. 胃小弯近贲门处

2. 关于变性的叙述，下列错误的是（　）。
   A. 细胞水肿指的是细胞内水分增多
   B. 变性是不可复性改变
   C. 黏液样变性指的是间质内类黏液的积聚
   D. 脂肪变性指的是脂肪细胞以外的细胞内出现脂滴
   E. 玻璃样变性指的是在血管壁、细胞和结缔组织内出现半透明、均质红染的物质

3. 关于肥胖的叙述，下列正确的是（　）。
   A. 正常BMI值为18.5~23.9
   B. 女性肥胖者的脂肪主要集中在腹部
   C. 男性肥胖者的脂肪主要集中在臀部
   D. 肥胖是指超过正常体重的10%
   E. 我国城市居民，特别是老年人的肥胖问题越来越严重

4. 下列选项中，不符合炎症渗出物特点的是（　）。
   A. 渗出物比重高
   B. 渗出物内含极少数细胞和细胞碎片
   C. 渗出物静置后凝固
   D. 渗出物内蛋白含量高
   E. 渗出物混浊

5. 不同类型休克DIC形成的早晚不一，在早期即可出现DIC的休克类型是（　）。
   A. 失血性休克
   B. 失液性休克
   C. 过敏性休克
   D. 感染性休克
   E. 创伤性休克

6. 肿瘤细胞的分化程度越高，则（　）。
   A. 恶性程度越低
   B. 转移越早
   C. 恶性程度越高
   D. 浸润性越强
   E. 预后越差

7. 黄嘌呤氧化酶主要存在于（　）。
   A. 巨噬细胞内
   B. 内皮细胞内
   C. 上皮细胞内
   D. 白细胞内
   E. 肌细胞内

8. 关于多形性腺瘤的叙述，正确的是（　）。
   A. 男性患者多于女性
   B. 颌下腺多见
   C. 小涎腺中唇腺多见
   D. 以40岁左右多见
   E. 生长较快

9. 血吸虫感染进入人体的阶段是（　）。
   A. 童虫

B. 尾蚴
C. 母胞蚴
D. 毛蚴
E. 子胞蚴

10. 二尖瓣狭窄首先引起（ ）。
A. 肺循环淤血
B. 右心房扩张、肥厚
C. 左心房扩张、肥厚
D. 左心室扩张、肥厚
E. 右心室扩张、肥厚

11. 动脉粥样硬化病灶中的泡沫细胞主要源自（ ）。
A. 血液中的单核细胞和淋巴细胞
B. 血管内皮细胞和血液中的单核细胞
C. 血管壁平滑肌细胞和浆细胞
D. 血管内皮细胞和血管壁平滑肌细胞
E. 血液中的单核细胞和血管内皮细胞

12. 关于慢性支气管炎的叙述，错误的是（ ）。
A. 黏膜上皮变性坏死脱落
B. 支气管壁平滑肌断裂、萎缩
C. 黏膜腺体增生肥大
D. 支气管壁充血水肿，伴有淋巴细胞、浆细胞浸润
E. 慢性支气管炎是一种因呼吸道过敏引起的以支气管可逆性发作性痉挛为特征的慢性阻塞性炎性疾病

13. 胃体的慢性萎缩性胃炎的病理改变是（ ）。
A. 壁细胞化生
B. 黏液分泌细胞化生
C. 主细胞化生
D. 嗜银细胞化生
E. 嗜酸性粒细胞化生

14. 最常见于青年女性的乳腺疾病是（ ）。
A. 浸润性导管癌
B. 小叶原位癌
C. 导管原位癌
D. 硬化性腺病
E. 纤维腺瘤

15. 下列关于原发性颗粒性固缩肾的肉眼形态叙述，错误的是（ ）。
A. 双肾表面呈细小颗粒状
B. 双肾对称性缩小
C. 切面小动脉壁增厚、变硬
D. 切面肾皮质变薄
E. 肾表面可见多个小出血点

16. 下列属于液化性坏死的是（ ）。
A. 肺梗死
B. 肾梗死
C. 肠梗死
D. 脑梗死
E. 脾梗死

17. 在病理学研究过程中，最常使用的技术手段是（ ）。
A. 组织化学染色
B. 图像分析
C. 分子生物学技术
D. HE 组织切片
E. 免疫组化染色

18. 最易发生血道转移的癌是（ ）。
A. 皮肤鳞癌
B. 肺腺癌
C. 胃癌
D. 乳腺癌
E. 绒毛膜细胞癌

19. 关于创伤性神经瘤形成的叙述，正确的

是（　）。

A. 神经纤维细胞增生
B. 神经纤维断裂变性
C. 神经鞘细胞增生形成带状的合体细胞
D. 再生轴突与增生的结缔组织混杂在一起卷曲成团
E. 神经鞘细胞与增生的结缔组织混杂在一起卷曲成团

20. 风湿病的特征性病理改变为（　）。
A. 炎症细胞浸润
B. 纤维蛋白渗出
C. 结缔组织内 Aschoff 小体形成
D. 浆液渗出
E. 结缔组织黏液变性

21. 属于常染色体显性遗传病的是（　）。
A. 毛囊角化病
B. 湿疹
C. 白化病
D. 红斑狼疮
E. 结节性红斑

22. 慢性病毒性肝炎，毛玻璃样肝细胞的改变是由于（　）。
A. 细胞器的变性
B. 滑面内质网内有大量 HBsAg 颗粒
C. 粗面内质网内有大量 HBsAg 颗粒
D. 高尔基体复合体内有大量 HBsAg 颗粒
E. 核糖体增多

23. 当患者出现明显缺氧、发绀症状时，表明大叶性肺炎病变正处于（　）。
A. 合并肺肉质变期
B. 红色肝样变期
C. 灰色肝样变期
D. 溶解消散期
E. 合并肺脓肿期

24. 关于大叶性肺炎的叙述，错误的是（　）。
A. 大叶性肺炎是由肺炎链球菌感染引起的化脓性炎症
B. 大叶性肺炎患者胸痛及咳铁锈色痰
C. 炎症以纤维素渗出为主
D. 炎症不破坏肺泡壁结构
E. 病变分为充血水肿期、红色肝样变期、灰色肝样变期和溶解消散期

25. 常见的非霍奇金 B 细胞性淋巴瘤不包括哪一项（　）。
A. 滤泡性淋巴瘤
B. 弥漫大 B 细胞性淋巴瘤
C. 蕈样霉菌病
D. Burkitt 淋巴瘤
E. 小淋巴细胞性淋巴瘤

26. 关于淋巴结的非特异性淋巴结炎，叙述错误的是（　）。
A. 表现为淋巴滤泡增生、副皮质区增生或窦组织细胞增生
B. 可表现为淋巴结的感染，如结核伴肉芽肿病变形成
C. 淋巴结内增生的细胞无异型性
D. 可分为急性和慢性非特异性淋巴结炎
E. 是淋巴造血系统最常见的疾病

27. 下列哪一项属于迅速恶化进展的继发性肺结核（　）。
A. 结核性胸膜炎
B. 浸润性肺结核
C. 干酪性肺炎
D. 局灶性肺结核
E. 结核球

28. 低倍镜下出现鱼骨样结构的是下列哪种

肿瘤的典型表现（　）。
A. 纤维组织细胞瘤
B. 成人型纤维肉瘤
C. 神经鞘瘤
D. 血管平滑肌瘤
E. 肌纤维母细胞瘤

29. 应激时，血浆中某些蛋白质浓度迅速升高，这些蛋白质被称为（　）。
A. 热休克蛋白
B. 急性期反应蛋白
C. 血红素结合蛋白
D. 纤维连接蛋白
E. C 反应蛋白

30. 下列选项中，不属于子宫颈上皮内瘤变的是（　）。
A. Ⅰ级（轻度）非典型增生
B. Ⅱ级（中度）非典型增生
C. Ⅲ级（重度）非典型增生
D. 原位癌
E. 早期浸润癌

31. 口眼干燥综合征的临床特点是（　）。
A. 甲状旁腺功能减退
B. 甲状腺功能减退
C. 口、眼干燥
D. 口、眼、外阴溃疡
E. 肌无力

32. DIC 高凝期表现为（　）。
A. 溶血性贫血
B. 纤溶活性增强
C. 纤溶过程亢进
D. 血液凝固性增强
E. 出血

33. 下列易发生贫血性梗死的脏器是（　）。
A. 脾、心、肾
B. 肾、心、肺
C. 脾、心、肺
D. 心、脑、肠
E. 肾、肠、脑

34. 下列叙述中，哪项与胰岛素依赖型糖尿病无关（　）。
A. 疗效依赖胰岛素
B. 多见于成人
C. 易出现酮症
D. 胰岛 B 细胞明显减少
E. 起病急，发展快

35. 结核病的主要传染途径是（　）。
A. 呼吸道
B. 消化道
C. 皮肤
D. 血液
E. 淋巴道

二、多选题（以下每道考题有 5 个备选答案，每题至少有 2 个正确答案）

1. 影响 DIC 发生发展的因素主要包括（　）。
A. 血液的高凝状态
B. 微循环障碍
C. 单核–吞噬细胞系统功能受损
D. 大量前列腺素的释放
E. 肝功能严重障碍

2. 下列叙述中，错误的是（　）。
A. 高分化组织再生能力比幼稚组织强
B. 低等动物比高等动物的细胞或组织再

生能力强

C. 不同细胞的细胞周期时程相同

D. 单位时间里进入细胞周期进行增殖的细胞数相同

E. 神经纤维一旦遭受破坏，则成为永久性缺失

3. 尿崩症患者的临床表现是（ ）。

A. 多尿

B. 低比重尿

C. 烦渴

D. 多食

E. 腹泻

4. 超急性排斥反应易发生于（ ）。

A. 供受者 ABO 血型不符

B. 接受过异体皮肤移植

C. 供受者 MHC 配型不符

D. 多次输血者

E. 经产妇

5. 多呈乳头状生长的肿瘤有（ ）。

A. 甲状腺乳头状癌

B. 肺乳头状腺癌

C. 皮肤乳头状瘤

D. 膀胱尿路上皮乳头状瘤

E. 结肠绒毛状腺瘤

6. 与肿瘤发生发展相关的因素包括（ ）。

A. 原癌基因的激活

B. 免疫监视功能的丧失

C. 抑癌基因启动子发生甲基化

D. 肿瘤干细胞

E. DNA 修复基因突变

7. 慢性支气管炎镜下常见的化生有（ ）。

A. 鳞状上皮化生

B. 移行上皮化生

C. 黏液腺化生

D. 柱状上皮化生

E. 肠上皮化生

8. 关于隆突性皮肤纤维肉瘤，叙述正确的是（ ）。

A. 隆突性皮肤纤维肉瘤是一中间性肿瘤，偶可见转移

B. 镜下呈特征性席纹状结构

C. 瘤细胞弥漫浸润真皮，常累及表皮

D. 色素性隆突性皮肤纤维肉瘤是一种罕见的肿瘤，又称为 Bednar 瘤

E. CD34 弥漫强阳性

9. 下列属于凝固性坏死的是（ ）。

A. 肾梗死

B. 脑梗死

C. 脾梗死

D. 脓肿

E. 心肌梗死

10. 二尖瓣关闭不全的临床表现有（ ）。

A. 心尖区收缩期吹风样杂音

B. 球形心

C. 呼吸困难

D. 右心室萎缩

E. 左心室向心性肥厚

11. 免疫组织化学可以应用在（ ）。

A. 对肿瘤的鉴别诊断

B. 检测某些癌基因的表达

C. 了解激素受体情况

D. 了解肿瘤细胞增生程度

E. 确定肿瘤的良、恶性质

12. 原发性高血压常见的脏器损害有（ ）。

A. 心脏肥大

B. 脑出血

C. 脑水肿
D. 颗粒性固缩肾
E. 脑软化

13. 静脉比动脉更容易发生血栓的原因是（ ）。
A. 静脉瓣内易形成漩涡
B. 静脉血流缓慢
C. 静脉血液黏性大
D. 静脉壁薄，容易受压
E. 静脉更容易舒张

14. 关于风湿性肉芽肿的叙述，正确的是（ ）。
A. 病灶中心是纤维素样坏死
B. 可见于心肌间质血管旁
C. 与金黄色葡萄球菌感染有关
D. 伴有淋巴细胞、浆细胞浸润
E. 是风湿病的特征性病变，具有诊断意义

15. 下列哪些疾病不属于渗出性炎症（ ）。
A. 大叶性肺炎
B. 肾盂肾炎
C. 乙型脑炎
D. 阿米巴肝脓肿
E. 流行性脑脊髓膜炎

16. 毛玻璃样肝细胞发生于（ ）。
A. 乙型肝炎病毒携带者
B. 急性重症乙型病毒性肝炎患者
C. 慢性普通型乙型病毒性肝炎患者
D. 急性普通型乙型病毒性肝炎患者
E. 亚急性重症乙型病毒性肝炎患者

17. 艾滋病的传播途径主要有（ ）。
A. 性接触
B. 血液以及血制品
C. 胎盘及母乳
D. 呼吸道
E. 食物、握手

18. 不属于病理性萎缩的是（ ）。
A. 脑动脉粥样硬化时的脑萎缩
B. 青春期后的胸腺萎缩
C. 老年女性的卵巢萎缩
D. 脑出血后的下肢萎缩
E. 骨折引起的相应的肌肉萎缩

19. 肠伤寒分期包括（ ）。
A. 髓样肿胀期
B. 并发症期
C. 坏死期
D. 溃疡期
E. 愈合期

20. 流行性乙型脑炎的病理变化有（ ）。
A. 蛛网膜下腔有脓性渗出物
B. 形成软化灶
C. 血管套形成
D. 神经细胞变性、坏死
E. 小胶质细胞结节形成

三、案例分析题（每个案例至少有 2 个提问，每个提问有多个备选答案，其中正确答案有 1 个或几个）

（1~3 题共用题干）

患者，男性，44 岁。因骑车跌倒导致右小腿胫、腓骨骨折入院，经过石膏固定后回家卧床休息，但小腿肿痛无明显缓解。2 周后，右下肢肿痛加重，复查时将原石膏拆除并重新包扎固定，但肿胀进行性发展到

股部，肿痛难忍。住院观察4天后坐起吃饭时，突然大叫一声，当即心跳呼吸停止，抢救无效死亡。

1. 该患者小腿肿胀且出现进行性加重，最可能的原因是（ ）。
   A. 固定不良
   B. 局部炎症
   C. 局部出血
   D. 石膏压迫
   E. 血栓形成

2. 该患者突然死亡最可能的原因是（ ）。
   A. 心肌梗死
   B. 创伤性休克
   C. 肺动脉栓塞
   D. 脑血管意外
   E. 肺梗死

3. 对该患在处理上的错误是（ ）。
   A. 固定不良
   B. 未用抗生素
   C. 抢救不力
   D. 缺乏适当的活动
   E. 处理不及时

（4~5题共用题干）

患者，男性，44岁。因右髋部疼痛走路跛行来院就诊，X线检查显示右髂骨不规则溶骨性破坏，MRI检查发现左肋骨、右前臂及颅骨多处溶骨性病灶，因此行右髂骨穿刺活检，诊断为转移性癌。

4. 骨转移癌最可能的原发癌是（ ）。
   A. 鼻咽癌
   B. 皮肤癌
   C. 胰腺癌
   D. 胃癌
   E. 肺癌

5. 查胸部CT后发现右上肺内胸膜下占位性病变，最可能的肺癌类型是（ ）。
   A. 鳞癌
   B. 腺癌
   C. 大细胞癌
   D. 小细胞癌
   E. 腺样囊性癌

（6~8题共用题干）

患者，女性，36岁。双下肢严重挤压伤，面色苍白，四肢湿冷，血压90/70mmHg。

6. 该患者休克发生的始动环节可能为（ ）。
   A. 外周血管容量扩大
   B. 心排出量急剧减少
   C. 微循环的灌流量减少
   D. 有效循环血量减少
   E. 血容量减少

7. 如果该患者伴有急性肾衰竭，诊断依据是（ ）。
   A. 少尿
   B. 多尿
   C. 蛋白尿
   D. 肾性高血压
   E. 氮质血症

8. 如果经过初步抗休克处理，该患者发生进行性呼吸困难和缺氧，吸氧无法改善，考虑该患者出现了（ ）。
   A. 呼吸衰竭
   B. 吸入性肺炎
   C. 心功能不全
   D. 急性呼吸窘迫综合征
   E. 呼吸道阻塞

（9~11题共用题干）

患者，女性，54岁。因大量蛋白尿、

高度水肿、高脂血症、低蛋白血症入院。

9. 该患者肾穿刺活检 HE 染色镜下和银染色镜下分别如下图所示，该患者最有可能诊断为（　）。

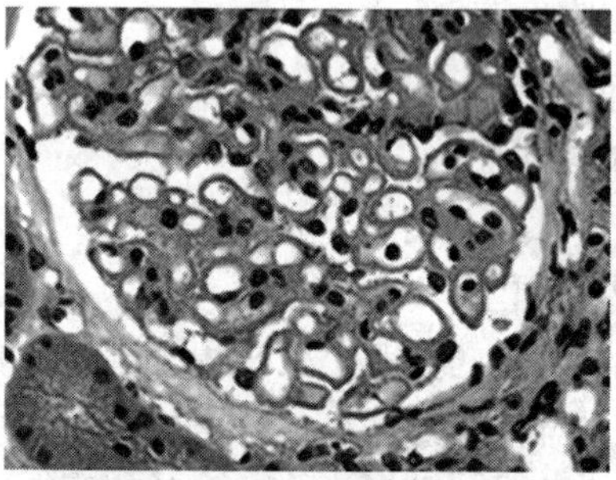

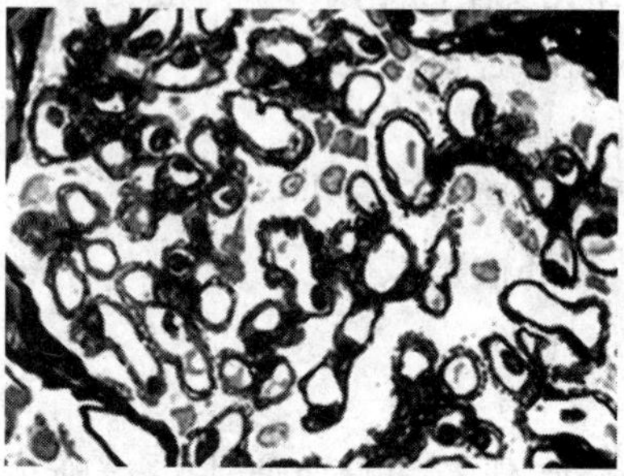

A. 轻微病变性肾小球肾炎
B. 膜性肾小球肾炎
C. 系膜增生性肾小球肾炎
D. 膜性增生性肾小球肾炎
E. 快速进行性肾小球肾炎

10. 该患者的特征性病变为（　）。
A. 基膜高度增厚
B. 基膜呈“双轨征”改变
C. 新月体大量形成
D. 系膜细胞增生，系膜区增宽
E. 肾小球内细胞数目增多

11. 关于该型肾小球肾炎的叙述，下列错误的是（　）。
A. 是引起成人肾病综合征最常见的原因
B. 大部分病例原因不明，为慢性免疫复合物性肾炎
C. 病变主要特点是在上皮下出现免疫复合物
D. 肉眼观双肾肿大，色苍白
E. 对激素治疗很敏感

（12~15 题共用题干）

患者，男性，33 岁。因腹胀、尿少、下肢肿胀 11 个月入院。该患者有 8 年乙型肝炎病史。查体：神清，少言，定时定向力正常，计算力差，巩膜轻度黄染，腹部高度膨隆，腹壁浅静脉怒张，移动性浊音阳性，肝掌，前胸散在蜘蛛痣，下肢水肿。患者入院 3 天，排便后突然出现上腹部剧痛，面色苍白，呕出鲜红血液约 800ml，脉搏 134 次/分，血压 68/38mmHg，经过药物及三腔二囊管治疗，呕血停止，其后陆续排出柏油样便。入院 10 天后，患者渐渐出现躁动，伴有高声喊叫，随后陷入昏迷，各种反射迟钝甚至消失，肝臭明显，抢救无效死亡。尸检结果：皮肤及巩膜中度黄染，腹腔内有约 4500ml 的黄色澄清液体。肝脏重 890g，表面、切面均可见直径为 0.5~1.0cm 的结节。镜检可见肝小叶正常结构破坏，代以假小叶，大量纤维组织增生。脾脏重 860g，镜检可见脾窦高度扩张充血，内皮细胞增生，脾小结萎缩。食管下段黏膜静脉丛明显曲张。

12. 该患者应当诊断为（　）。
A. 慢性肝炎
B. 普通型肝炎
C. 急性重型肝炎
D. 亚急性重型肝炎
E. 肝硬化

13. 根据该患的病史及尸检结果，分析本病的原因是（　）。
A. 乙型肝炎病毒
B. 营养缺乏
C. 黄曲霉毒素中毒
D. 化学毒素
E. 慢性酒精中毒

14. 呕血的原因是（　）。

A. 曲张的食管下段静脉丛破裂

B. 肝硬化合并胃溃疡

C. 肝硬化合并急性胰腺炎

D. 直肠静脉丛曲张

E. 脐周静脉曲张

15. 腹水形成的机制是（　）。

A. 门静脉系统流体静压升高

B. 侧支循环形成

C. 血管壁通透性变小

D. 醛固酮分泌减少

E. 血浆胶体渗透压升高

(16~17 题共用题干)

患者，男性，40 岁。左锁骨上淋巴结肿大。活检见肿大淋巴结内有较多黏液湖形成，黏液湖中可见腺管状或乳头状排列的癌细胞。淋巴结内可见大量异型细胞排列成腺腔样，部分细胞胞质内有大量黏液并将细胞核挤向一侧，呈印戒样。

16. 淋巴结内病变可能是（　）。

A. 未分化癌

B. 管状腺癌

C. 鳞状细胞癌

D. 黏液腺癌

E. 印戒细胞癌

17. 淋巴结内病变最可能源自（　）。

A. 肺

B. 胃

C. 鼻咽

D. 食管

E. 结肠

(18~20 题共用题干)

患者，男性，71 岁。颈部、腋窝和腹股沟等浅表淋巴结无痛性肿大 1 年，近日出现疲乏、厌食及消瘦等症状，入院检查肝脾和浅表淋巴结均肿大。

18. 淋巴结活检镜下结果如下图所示，关于该病变的叙述，正确的是（　）。

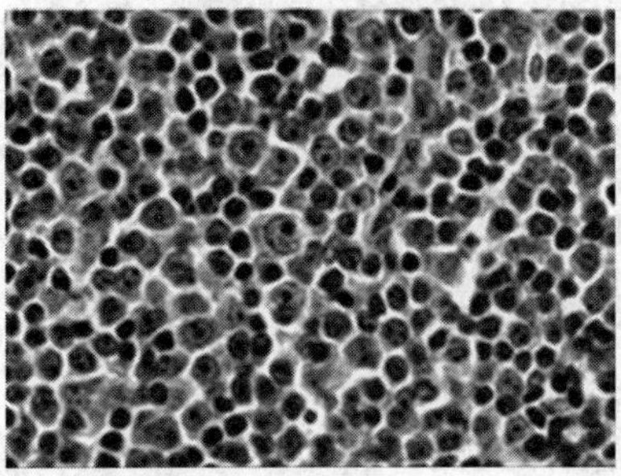

A. 很少见核分裂象

B. 似“正常”的小淋巴细胞成片、弥漫浸润

C. 可见大量核分裂象

D. 正常淋巴结结构消失

E. 肿瘤细胞间常见散在的前淋巴细胞和浆细胞样免疫母细胞

19. 该肿瘤最可能的诊断为（　）。

A. 套细胞淋巴瘤

B. 边缘区淋巴瘤

C. 弥漫性大 B 细胞性淋巴瘤

D. 小细胞性淋巴瘤

E. 滤泡性淋巴瘤

20. 该肿瘤恶性程度是（　）。

A. 低度恶性

B. 良性

C. 中度恶性

D. 高度恶性

E. 良恶性质不定

(21~24 题共用题干)

患者，女性，50 岁。患有糖尿病，胰岛间质中大量淡红色均质性物质沉积。

21. HE 染色镜下检查如下图所示，该病变组织最有可能诊断为（　）。

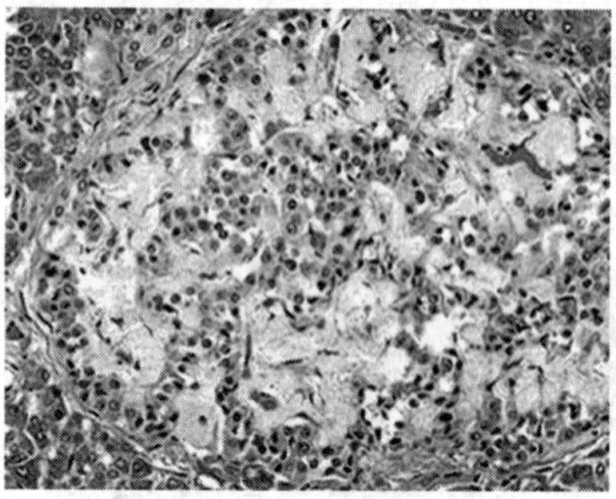

A. 玻璃样变性
B. 淀粉样变性
C. 黏液样变性
D. 凝固性坏死
E. 纤维素样坏死

22. 该病变常发生在（　）。
A. 骨、细动脉壁
B. 结缔组织、平滑肌
C. 神经组织、细动脉壁
D. 鳞状上皮、移行上皮
E. 结缔组织、细动脉壁

23. 为了进一步确诊，该患者应当进行何种检查（　）。
A. 苏丹Ⅲ染色
B. PAS 染色
C. 免疫组化检查
D. 刚果红染色
E. 黏液组化检查

24. 均质淡红色物质是什么物质沉积而成（　）。
A. 脂肪
B. 异常蛋白质
C. 色素
D. 钙盐
E. 蛋白–黏多糖

（25～27 题共用题干）

患者，男性，71 岁。因慢性支气管炎阻塞性肺气肿 20 年，加重 1 年出现心力衰竭死亡。尸检结果：双肺体积增大、充气膨胀，表面见肋骨压痕。右心壁厚 0.6cm，右心腔明显扩张，乳头肌与肉柱明显增粗，肺动脉圆锥膨隆，左心及各瓣膜无明显病变。

25. 肺组织镜检可见间质中小动脉壁增厚纤维化，最可能的诊断是（　）。
A. 冠心病
B. 风湿性瓣膜病
C. 扩张型心肌病
D. 慢性肺源性心脏病
E. 肥厚型心肌病

26. 引起该疾病的原因有（　）。
A. 慢性支气管炎
B. 大叶性肺炎
C. 支气管哮喘
D. 胸廓运动障碍性疾病
E. 肺结核

27. 下列关于该疾病的叙述，正确的是（　）。
A. 肺血管疾病如多发性小动脉栓塞及肺小动脉炎也可并发该病
B. 常引起右心室肥大
C. 临床上主要表现为呼吸衰竭和左心衰竭
D. 慢性支气管炎是其最常见的原发疾病
E. 该病发生最关键环节是肺动脉高压形成

（28～30 题共用题干）

患者，男性，61 岁。右侧胸痛 2 年，老年胸片检查示右下肺云雾状不均匀高密度阴影，界限不清，行肿块切除术。

28. 术后镜检观察，可见肿瘤细胞沿肺泡壁、肺泡管壁生长，表现为单层或多层排列，似呈腺样结构。诊断正确的是（ ）。
A. 肺腺癌
B. 细支气管肺泡癌
C. 瘢痕癌
D. 小细胞肺癌
E. 大细胞肺癌

29. 此肿瘤最可能起源于（ ）。
A. 支气管腺体
B. 嗜银细胞
C. 肺泡上皮细胞
D. 大支气管黏膜上皮细胞
E. 小支气管黏膜上皮细胞

30. 关于该肿瘤的叙述，正确的是（ ）。
A. 肿瘤细胞沿肺泡壁和肺泡管壁生长
B. 肺泡间隔保存完整
C. 多为周围型，位于胸膜下
D. 大多可见细胞间桥及癌巢结构
E. 常常形成乳头结构突向肺泡腔

（31~33 题共用题干）

患者，男性，53 岁。小腿皮下巨大包块切除，术后组织送检示瘤细胞大小、形态不一，并伴有多核瘤巨细胞胞质强嗜酸性，免疫组化瘤细胞 Myoglobin 阳性。

31. 该患者最可能的诊断是（ ）。
A. 纤维肉瘤
B. 横纹肌瘤
C. 横纹肌肉瘤
D. 平滑肌肉瘤
E. 以上均不是

32. 关于该疾病的叙述，错误的是（ ）。
A. 来源于间叶组织
B. 来源于横纹肌母细胞
C. 早期易发生血道转移
D. 大部分为低度恶性肿瘤
E. 分化高者红染的胞质内可见纵纹和横纹

33. 电镜下诊断该疾病的依据主要是（ ）。
A. 张力原纤维、细胞间桥粒
B. 中间丝
C. 分泌泡、微管腔
D. 胶原纤维
E. 粗细肌丝和肌节结构

（34~35 题共用题干）

患者，女性，18 岁。患有急性肾小球肾炎，少尿，面部水肿，下肢凹陷性水肿。

34. 该患者水肿的主要原因为（ ）。
A. 醛固酮增加
B. 肾小球滤过率明显降低
C. 血浆胶体渗透压下降
D. 肾小球毛细血管壁通透性升高
E. 抗利尿激素增加

35. 急性肾炎性水肿通常先出现在（ ）。
A. 肾
B. 身体下垂部位
C. 眼睑部
D. 腹部
E. 足部

（36~38 题共用题干）

患者，男性，73 岁。患慢性支气管炎近 20 年，经常咳嗽、咳痰，每年入冬时咳嗽、咳痰加重，有近 40 年的吸烟史。近 2 年来自觉上楼费力，感觉气短。近 1 个月休息时亦觉胸闷、呼吸困难。入院查体：桶状胸，胸廓呼吸运动减弱，叩诊呈过清音，心浊音界缩小，肝浊音界下降，听诊呼吸音减弱，呼气延长。

36. 该患者所患的疾病是（　）。
A. 急性细支气管炎
B. 慢性支气管炎合并肺气肿
C. 石棉肺
D. 肺癌
E. 间质性肺炎

37. 该患者肺组织显微镜下不应出现的改变是（　）。
A. 肺泡间隔断裂
B. 肺泡高度扩张
C. 肺泡间隔胶原纤维增生
D. 肺大疱形成
E. 肺小动脉内膜增厚

38. 与本病的发病机制有关的因素是（　）。
A. 小气道的狭窄、阻塞导致通气障碍
B. 细支气管周围炎使肺泡壁破坏、弹性减弱
C. α_1-抗胰蛋白酶缺乏
D. 长期吸烟者或伴有肺感染
E. 以上因素均与本病有关

（39~40 题共用题干）

患者，女性，47 岁。因胆道感染引起感染性休克入院。患者情况进一步恶化，血压进行性下降，神志淡漠，少尿，皮肤发绀。

39. 该患者此时最可能处于（　）。
A. 休克代偿期
B. 休克早期
C. 休克期
D. 休克难治期
E. 重度虚脱

40. 该期血压进行性下降的机制是（　）。
A. 体液量减少
B. 毛细血管容量减少，血浆外渗
C. 总血容量减少
D. 毛细血管容量增加，血浆外渗
E. 容量血管收缩，毛细血管通透性升高

（41~42 题共用题干）

患者，女性，49 岁。发现颈部肿物 2 个月。颈部彩超显示：甲状腺右叶见一 4cm×3cm 的孤立性结节，放射性核素扫描为冷结节，T_3、T_4 水平正常。病理检查：肿瘤类圆形，边界清、有包膜，包膜上可见扩张血管。镜检可见瘤组织由大小较一致的小型滤泡组成，细胞无明显异型性，包膜血管内可见部分滤泡样组织，其表面有纤维素覆盖。

41. 该患者最可能的诊断是（　）。
A. 甲状腺转移癌
B. 甲状腺腺瘤
C. 甲状腺滤泡癌
D. 腺瘤性甲状腺肿
E. 甲状腺乳头状癌滤泡型

42. 该患者免疫组化染色不应出现的是（　）。
A. F-Ⅷ阳性
B. TG 强阳性
C. EMA 阳性
D. CT 阳性
E. CK 阳性

（43~45 题共用题干）

患者，男性，54 岁。腹胀、反酸和嗳气 6 个月。胃镜检查示胃窦部黏膜稍粗糙，并有小片状糜烂。

43. 镜检可见黏膜内大量炎症细胞浸润，以哪一类炎症细胞为主（　）。
A. 浆细胞
B. 中性粒细胞
C. 嗜酸性粒细胞
D. 单核细胞

E. 淋巴细胞

44. 此类炎症细胞最常见于下列哪种炎症（　）。

A. 慢性炎症
B. 急性化脓性炎症
C. 肉芽肿性炎症
D. 过敏性炎症或寄生虫感染
E. 溃疡性炎症

45. 该患者正确的诊断应当是（　）。

A. 急性胃炎
B. 嗜酸性胃炎
C. 慢性浅表性胃炎
D. 慢性胃溃疡
E. 胃应激性溃疡

参考答案

一、单选题

1. D	2. B	3. A	4. B	5. D	6. A	7. B	8. D	9. B	10. C
11. D	12. E	13. B	14. E	15. E	16. D	17. D	18. E	19. D	20. C
21. A	22. B	23. B	24. A	25. C	26. B	27. C	28. B	29. B	30. E
31. C	32. D	33. A	34. B	35. A					

二、多选题

1. ABCE	2. ACDE	3. ABC	4. ABDE	5. ABCDE
6. ABCDE	7. AC	8. ABDE	9. ACE	10. ABC
11. ABCD	12. ABCDE	13. ABCD	14. ABDE	15. CD
16. AC	17. ABC	18. BC	19. ACDE	20. BCDE

三、案例分析题

1. E	2. C	3. D	4. E	5. B
6. A	7. E	8. D	9. B	10. A
11. E	12. E	13. A	14. A	15. A
16. D	17. B	18. ABDE	19. C	20. A
21. E	22. E	23. D	24. E	25. D
26. ACDE	27. ABDE	28. B	29. C	30. ABCE
31. C	32. D	33. E	34. B	35. C
36. B	37. C	38. E	39. C	40. D
41. C	42. D	43. C	44. D	45. B

高级卫生专业技术资格考试用书
病理学模拟试卷（六）

中国协和医科大学出版社
北　京

模拟试卷（六）

一、单选题（以下每道考题有 5 个备选答案，请选择 1 个最佳答案）

1. 下列可以发生转移性钙化的是（　）。
   A. 结核病时的干酪样坏死
   B. 胰腺炎时的脂肪坏死
   C. 结缔组织的透明变性
   D. 甲状旁腺功能亢进症
   E. 血吸虫病时的虫卵结节

2. 胃溃疡最常见的合并症是（　）。
   A. 穿孔
   B. 出血
   C. 癌变
   D. 梗阻
   E. 粘连

3. 下列不是慢性淤血引起的是（　）。
   A. 含铁血黄素沉积
   B. 实质细胞损伤
   C. 漏出性出血
   D. 间质细胞增生
   E. 有大量炎症细胞

4. 休克时，细胞首先发生损伤的结构是（　）。
   A. 细胞膜
   B. 溶酶体
   C. 细胞核
   D. 核仁
   E. 染色质

5. 硬皮病的肾脏病变主要发生于（　）。
   A. 叶间小动脉
   B. 肾小管
   C. 肾小球
   D. 入球小动脉
   E. 肾动脉

6. 下列哪种灌流液易诱发和加重再灌注损伤（　）。
   A. 低钙
   B. 低温
   C. 低 pH 值
   D. 低压
   E. 高钠

7. 下列不属于肿瘤的是（　）。
   A. 畸胎瘤
   B. 神经纤维瘤
   C. 精原细胞瘤
   D. 肺炎性假瘤
   E. 白血病

8. 原发性肺结核的特征性病变为（　）。
   A. 渗出性病变
   B. 原发综合征
   C. 肺下叶的下部
   D. 坏死性病变
   E. 增生性病变

9. 关于淋巴乳头状囊腺瘤的叙述，错误的是（　）。
   A. 最常见于腮腺
   B. 肿瘤界限清楚、黄褐色
   C. 生长缓慢
   D. 偶可发生恶性变

E. 多发生于40岁以前

10. HBV引起肝细胞损害的主要机制是（　）。
A. 病毒代谢产物的损害作用
B. 病毒损害肝细胞的线粒体
C. 病毒直接攻击肝细胞
D. $CD8^{+}$ T淋巴细胞对感染HBV肝细胞的杀伤作用
E. B淋巴细胞产生特异性抗体损害肝细胞

11. 卵圆孔附近继发孔缺损见于（　）。
A. 房间隔缺损
B. 法洛四联症
C. 室间隔缺损
D. 动脉导管未闭
E. 大血管移位

12. 导致血吸虫性肝硬化的是哪个阶段的血吸虫（　）。
A. 成虫
B. 尾蚴
C. 母胞蚴
D. 童虫
E. 虫卵

13. 下列不符合支气管扩张症特点的是（　）。
A. 多发生于叶、段等大支气管
B. 支气管壁的炎症损伤是主要发病基础
C. 常并发肺脓肿和肺气肿
D. 可导致肺心病
E. 临床表现咳大量脓痰、反复咯血

14. 下列不参与体内能量平衡调节的物质是（　）。
A. 瘦素
B. 胰高血糖素样多肽
C. 胃促生长素
D. 胃泌素
E. 胰岛素

15. 下列不是急性化脓性脑膜炎脑脊液检查结果的是（　）。
A. 蛋白质增多
B. 糖含量增多
C. 含大量中性粒细胞
D. 涂片找到脑膜炎双球菌
E. 脑脊液混浊、压力升高

16. 对诊断胃肠间质瘤（GIST）最重要的两项免疫组化检测是（　）。
A. CD34和CD117
B. Dog–1和CD34
C. CD117和Dog–1
D. S–100和CD117
E. SMA和CD34

17. 下列选项中不是梗死形成的原因和条件的是（　）。
A. 动脉痉挛
B. 血管受压闭塞
C. 血管内血栓形成阻塞管腔
D. 药物的毒性作用
E. 无有效侧支循环

18. 在临床上，最广泛应用的病理学研究方法是（　）。
A. 活检
B. 尸体解剖
C. 动物实验
D. 组织细胞培养
E. 核酸杂交技术

19. 淋巴结转移性癌的诊断依据是（　）。
A. 淋巴结处发热
B. 淋巴结内出现上皮细胞

C. 淋巴结硬
D. 淋巴结结构紊乱
E. 淋巴结内出现癌细胞巢团状

20. 关于纤维素性炎的叙述，下列正确的是（ ）。
A. 肺的纤维素性炎引起肺泡壁的破坏
B. 其好发部位是黏膜、浆膜和肺
C. 当出现机化时引起纤维素性粘连
D. 假膜与黏膜连接疏松，易脱落
E. 假膜由纤维素、间皮细胞、白细胞和细菌组成

21. 纤维蛋白（原）被纤溶酶水解后生成（ ）。
A. FDP
B. 凝血酶
C. A 肽和 B 肽
D. MDF
E. 血小板激活因子

22. 风湿性心内膜炎最常累及的瓣膜是（ ）。
A. 二尖瓣
B. 主动脉瓣和二尖瓣
C. 主动脉瓣
D. 肺动脉瓣
E. 三尖瓣

23. 肾小球肾炎以哪种病变为主（ ）。
A. 变性
B. 渗出
C. 出血
D. 增生
E. 坏死

24. 慢性支气管炎患者通气功能障碍的主要病变基础为（ ）。
A. 黏液分泌增多
B. 小气道阻塞
C. 黏液腺增生
D. 支气管上皮损伤
E. 气管软骨变性萎缩

25. 下列属于永久性细胞的是（ ）。
A. 平滑肌细胞
B. 肝细胞
C. 间皮细胞
D. 骨骼肌细胞
E. 胰腺细胞

26. 非霍奇金 B 细胞性淋巴瘤的免疫标记物是（ ）。
A. CD3
B. CD15
C. CD20
D. CD5
E. CD30

27. 多数霍奇金淋巴瘤细胞来源于（ ）。
A. T 淋巴细胞
B. 树突细胞
C. 组织细胞
D. 生发中心细胞或生发中心后的 B 细胞
E. 活化细胞

28. 下列关于子宫内膜增生症的病变特点，叙述错误的是（ ）。
A. 腺体呈复杂性增生
B. 腺体呈单纯性增生
C. 腺体呈分泌期改变
D. 内膜弥漫性增生
E. 子宫内膜腺体呈非典型增生

29. 乳腺癌最常见的病理类型是（ ）。
A. 浸润性小叶癌
B. 浸润性导管癌
C. 导管内原位癌
D. 乳腺黏液癌

E. 鳞状细胞癌

30. 因痘病毒感染引起的皮肤损害是（　）。
A. 尖锐湿疣
B. 寻常疣
C. 扁平疣
D. 传染性软疣
E. 梅毒

31. 下列哪一种蛋白质被称为“分子伴娘”（　）。
A. 急性期反应蛋白
B. 血浆铜蓝蛋白
C. C 反应蛋白
D. 热休克蛋白
E. 血红素结合蛋白

32. 亚急性感染性心内膜炎最常侵犯的是（　）。
A. 发生动脉粥样硬化的主动脉瓣
B. 梅毒性主动脉
C. 风湿性二尖瓣
D. 无病变的正常心内膜
E. 先天畸形的三尖瓣

33. 常见于指甲下的肿瘤是（　）。
A. 毛细血管瘤
B. 血管球瘤
C. 腱鞘巨细胞瘤
D. 汗腺瘤
E. 内生性软骨瘤

34. 肺肉质变是下列哪种疾病的并发症（　）。
A. 大叶性肺炎
B. 小叶性肺炎
C. 间质性肺炎
D. 支原体性肺炎
E. 干酪样肺炎

35. 下列可以认为结核病完全愈合的变化为（　）。
A. 形成空洞
B. 纤维化
C. 钙化
D. 纤维包裹
E. 病灶周围炎并继发干酪样坏死

二、多选题（以下每道考题有 5 个备选答案，每题至少有 2 个正确答案）

1. 单核吞噬细胞系统功能障碍易引起 DIC 的原因是（　）。
A. 清除凝血酶功能减弱
B. 过度吞噬而功能受封闭
C. 清除纤维蛋白原功能减弱
D. 清除 FDP 功能减弱
E. 清除纤溶酶功能减弱

2. 下列哪些疾病可以导致脑萎缩（　）。
A. 脑脓肿
B. 脑出血
C. 脑动脉粥样硬化
D. 脑室积水
E. 病毒性脑炎

3. 肠伤寒的主要并发症是（　）。
A. 肠出血
B. 肠套叠
C. 肠坏死
D. 肠穿孔
E. 肠表面形成假膜

4. 瘢痕组织的形成对机体不利的方面主要有（　）。
A. 瘢痕收缩
B. 瘢痕性粘连

C. 瘢痕组织玻璃样变
D. 瘢痕组织增生过度
E. 瘢痕软化

5. 恶性高血压的特点是（　）。
A. 多见于青少年
B. 血压＞230/130mmHg
C. 导致坏死性细动脉炎
D. 导致细动脉玻璃样变
E. 导致小动脉化脓性栓塞

6. 关于肿瘤的叙述，正确的是（　）。
A. 从遗传学角度来说，肿瘤是一种基因病
B. 瘤细胞的单克隆性扩增形成肿瘤
C. 原癌基因的激活或肿瘤抑制基因的失活导致细胞的恶性转化
D. 肿瘤的发生是一个长期的、分阶段的、多种基因突变积累的过程
E. 肿瘤的发生是免疫监视功能丧失的结果

7. 风湿性心外膜炎的特点是（　）。
A. 浆液性炎
B. 纤维素性炎/绒毛心
C. 小动脉化脓性栓塞
D. 出血性炎
E. 可以导致缩窄性心包炎

8. 关于孤立性纤维性肿瘤的叙述，正确的是（　）。
A. 发生于胸膜
B. 起源于间皮
C. 形态学上表现为细胞丰富区与稀疏区交替
D. 瘤细胞呈血管外皮瘤样排列
E. 瘤内血管壁常见玻璃样变性

9. 梗死灶的形态学特征主要取决于该器官的（　）。
A. 侧支循环状态
B. 血管分布方式
C. 组织致密程度
D. 是否有淤血
E. 蛋白含量

10. 遗传易感性致病的特点包括（　）。
A. 有遗传物质的改变
B. 有时不直接引起疾病的发生
C. 致病作用与机体的免疫状态有关
D. 在某些因素作用下导致疾病的发生
E. 病愈后都会获得一定的免疫能力

11. 良性肿瘤的生长特点有（　）。
A. 呈膨胀性生长
B. 周围有完整包膜
C. 与周围组织分界清楚
D. 呈浸润性生长
E. 细胞异型性明显

12. 支气管哮喘的发病机制有（　）。
A. 机体的特应性
B. 多种炎症介质和细胞因子参与的反应过程
C. 气道壁的炎性增生
D. 黏膜上皮损伤
E. 可分为速发型反应或迟发型变态反应

13. 下列哪些疾病与自身免疫状态有关（　）。
A. 急性胰腺炎
B. 慢性活动性肝炎
C. 类风湿关节炎
D. 重症肌无力
E. 地方性克汀病

14. 亚急性重型病毒性肝炎的镜下改变主要

有（　）。
A. 肝细胞大片坏死
B. 结节状肝细胞再生
C. 纤维组织增生
D. 淋巴细胞、单核细胞浸润
E. 肝细胞变性坏死

15. 慢性淤血的后果主要包括（　）。
A. 间质纤维组织增生
B. 实质细胞发生萎缩、变性
C. 淤血性出血
D. 实质细胞增生
E. 淤血性硬化

16. 关于垂体腺瘤的叙述，下列正确的有（　）。
A. 伴有头痛症状
B. 大多数为无功能性腺瘤
C. 垂体腺瘤是来自垂体上皮细胞的良性肿瘤
D. 有视神经压迫症状
E. 均有包膜

17. 下列与动脉粥样硬化形成有关的因素有（　）。
A. 肾炎综合征
B. 甲状腺功能亢进症
C. 吸烟
D. 高血压
E. 高胆固醇血症

18. 在炎症过程中，引起血管壁通透性增高的因素主要有（　）。
A. 内皮细胞收缩
B. 内皮细胞损伤
C. 新生毛细血管壁的高通透性
D. 凝血因子减少
E. 基膜样物质合成速率下降

19. 急性化脓性脑膜炎的临床表现包括（　）。
A. 脑脊液混浊不清
B. 颅内压升高
C. 脑膜刺激症状
D. 脑脊液中有大量中性粒细胞
E. 发热

20. 下列哪些脏器或组织能形成伤寒肉芽肿（　）。
A. 肝
B. 脾
C. 胆囊
D. 肠系膜淋巴结
E. 骨髓

三、案例分析题（每个案例至少有 2 个提问，每个提问有多个备选答案，其中正确答案有 1 个或几个）

（1~4 题共用题干）

患者，男性，26 岁。食用大量含硝酸盐的腌菜后，皮肤、黏膜出现咖啡色改变，血氧分压 100mmHg，血氧含量 10ml/dl，动-静脉氧含量差 3ml/dl。

1. 该患者的缺氧类型是（　）。
A. 低张性缺氧
B. 乏氧性缺氧
C. 血液性缺氧
D. 循环性缺氧
E. 混合性缺氧

2. 导致组织缺氧的主要原因是（　）。
A. 2,3-DPG 减少

B. 高铁血红蛋白形成
C. HbCO 形成
D. Hb 数量减少
E. 脱氧 Hb 增多

3. 皮肤、黏膜呈咖啡色称为（　）。
A. 紫癜
B. 发绀
C. 肠源性发绀
D. 淤斑
E. 脱氧 Hb 增多性发绀

4. 根据该型发绀发生的原因，可以采用的治疗方法不包括（　）。
A. 给予氧化剂
B. 高流量吸氧
C. 低流量吸氧
D. 给予还原剂
E. 大量输液

（5~6 题共用题干）

患者，女性，34 岁。因左下颌区无痛性肿胀 1 年就诊。查体：见左下颌角明显膨隆，皮肤温、色均正常，无波动感。口内左下磨牙区龈颊沟丰满，舌侧膨隆明显，触有乒乓球感，黏膜无破溃。组织病理学见肿瘤上皮形成上皮岛，中心由多边形或角形细胞疏松连接，类似成釉器星网状层，星网状区常发生囊性变，上皮岛周边细胞核极性倒置。

5. 该患者最有可能的诊断是（　）。
A. 角化囊肿
B. 成釉细胞瘤
C. 颌骨骨髓炎
D. 颌骨中心性癌
E. 骨肉瘤

6. 可能的组织类型是（　）。
A. 滤泡型
B. 颗粒细胞型
C. 丛状型
D. 棘皮瘤型
E. 基底细胞型

（7~8 题共用题干）

患者，男性，61 岁。患有高血压多年，12 小时前被自行车撞倒，即感左侧肢体无力，无法上抬，入院后病情加重，发生左侧肢体瘫痪并昏迷，抢救无效死亡。

7. 尸体解剖所见病变中，与死亡有关的病变不包括（　）。
A. 左心室肥大、扩张
B. 右侧大脑内囊区出血
C. 冠状动脉粥样硬化
D. 原发性颗粒性固缩肾
E. 脑基底动脉粥样硬化

8. 该患者的尸解病理诊断正确的是（　）。
A. 右侧大脑内囊区出血
B. 左心室肥大、扩张
C. 冠状动脉痉挛
D. 原发性颗粒性固缩肾
E. 脑基底动脉粥样硬化

（9~11 题共用题干）

患者，男性，42 岁。发现腹部肿块生长迅速，予以切除。肿物直径 6cm，质韧，灰白色，镜下见肿瘤细胞排列成羽毛状结构，细胞间有大量的胶原纤维，核分裂象较少，免疫组化 Vimentin 阳性，SMA、CD68、EMA 阴性。

9. 该患者最可能是（　）。
A. 恶性纤维组织细胞瘤
B. 成人型纤维肉瘤
C. 低度恶性肌成纤维细胞肉瘤
D. 平滑肌肉瘤
E. 纤维型滑膜肉瘤

10. 关于此病的叙述，错误的是（　）。
A. 其行为与肿瘤大小和肿瘤与表面皮肤的距离有相关性
B. 肿瘤级别越低预后越差
C. 核分裂象多的病例预后较差
D. 容易转移至肺和骨
E. 淋巴结转移罕见

11. 如果瘤内出现瘤巨细胞，该病最可能是（　）。
A. 黄色瘤
B. 脂肪肉瘤
C. 软组织巨细胞瘤
D. 横纹肌肉瘤
E. 恶性纤维组织细胞瘤

（12~14 题共用题干）

动脉硬化粥样斑块形成后，病灶内成分复杂。

12. 镜检结果如下图所示，对其叙述不正确的是（　）。

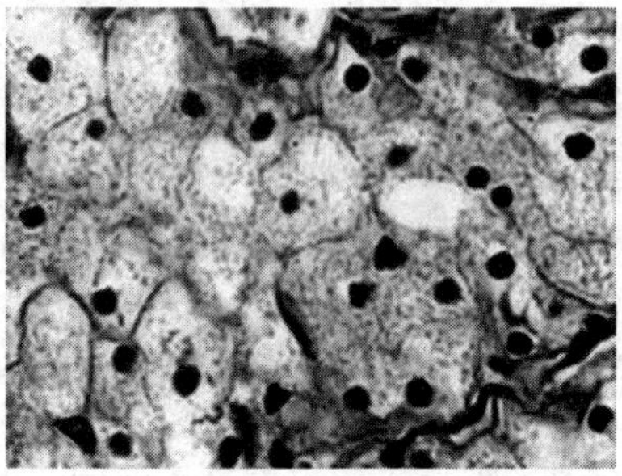

A. 可见红染无结构坏死组织
B. 可见大量泡沫细胞
C. 斑块内可见胆固醇结晶
D. 斑块表面被覆纤维帽
E. 可见钙化灶

13. 泡沫细胞由下列哪种细胞转化而来（　）。
A. 中性粒细胞
B. 单核细胞和平滑肌细胞
C. 平滑肌细胞
D. 淋巴细胞
E. 多核巨细胞

14. 导致该病变最主要的因素为（　）。
A. 高血压
B. 免疫状态
C. 年龄因素
D. 遗传因素
E. 血脂沉积于内膜下

（15~17 题共用题干）

患者，男性，42 岁。头晕、头痛 3 个月，加重 1 周。CT 示左侧额叶一占位性病变，周围水肿轻微，占位效应明显，增强扫描病灶无明显强化，考虑左侧额叶肿瘤，术后送检。

15. 镜检可见瘤细胞胞质空泡状，核圆形居中，弥漫分布，似“棋盘状”，部分区间质出血及钙化灶。其诊断首先应当考虑为（　）。
A. 左额叶星形细胞瘤
B. 左额叶少突胶质细胞瘤
C. 左额叶转移性透明细胞癌
D. 左额叶间变性星形细胞瘤
E. 左额叶室管膜瘤

16. 关于肿瘤细胞的表达，下列叙述正确的是（　）。
A. 少突胶质细胞瘤：CD56、MBP 阳性，GFAP、EMA 阴性
B. 星形细胞瘤：CD56、MBP 阳性，GFAP、EMA 阴性
C. 透明细胞癌：LCA、CK 阳性，GFAP、EMA 阴性
D. 室管膜瘤：EMA、CK 阳性，GFAP、NF 阴性
E. 少突胶质细胞瘤：GFAP、EMA 阳性，CD56、MBP 阴性

17. 按照 WHO 中胶质瘤的分级标准，本例应当属于（　）。
A. Ⅰ级
B. Ⅱ级
C. Ⅱ~Ⅲ级
D. Ⅲ级
E. Ⅳ级

（18~20 题共用题干）

患者，男性，18 岁。左股间歇性隐痛 1 年左右后转为持续性疼痛伴局部肿胀，6 个月前不慎跌倒，左下肢无法活动。查体：左膝关节上方纺锤形肿胀。X 线示：左股骨下段骨质破坏，轮廓不规则，边界模糊，病变区一端可见 Codman 三角和日光放射状阴影。实验室检查示：血清碱性磷酸酶升高。病理性骨折经过牵引治疗无效，采取截肢术。截肢病理检查结果为：左股骨下段骨皮质和骨髓腔大部分破坏，代之以灰红色肉样组织，形成巨大梭形肿块，大小约 180mm × 15mm × 120mm，质较软，明显出血坏死。病变以干骺端为中心，向骨干蔓延，侵入并破坏周围软组织，无包膜。镜检观察可见肿瘤细胞呈圆形、梭形、多角形，核大深染，核分裂象多见。瘤细胞弥散分布，血管丰富，可见片状、小梁状肿瘤性骨样组织。患者截肢后愈合出院。4 个月后，患者出现胸痛、咳嗽、咯血。截肢局部无异常。

18. 根据患者的病史、病理特点，该患者可能诊断为（　）。
A. 骨肉瘤
B. 肌母细胞瘤
C. 精原细胞瘤
D. 骨髓瘤
E. 滑膜肉瘤

19. 该患者局部持续性疼痛的原因是（　）。
A. 肿瘤细胞增生活跃，侵犯骨外膜，累及神经
B. 肿瘤细胞所致的全身衰竭
C. 骨皮质遭到破坏
D. 瘤组织侵入软组织
E. 骨质增生

20. 患者术后 4 个月出现胸痛、咳嗽、咯血的原因是（　）。
A. 肿瘤在肺内有微小转移灶存在
B. 肿瘤组织侵及胸膜
C. 肿瘤发生肺脏转移
D. 肿瘤浸润性生长
E. 术后并发症

（21~22 题共用题干）

患者，女性，31 岁。因停经、泌乳、泌乳素升高入院，入院后 MRI 示垂体腺形态异常。

21. 手术探查可见蝶鞍区一境界清楚肿物，直径约 2cm，切除送检。镜检结果如下图所示，该患者最可能诊断为（　）。

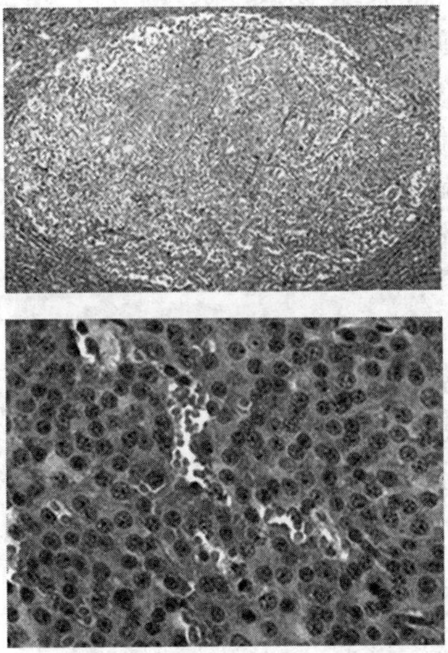

A. 垂体腺癌
B. 垂体腺瘤
C. 嫌色性腺瘤
D. 垂体转移癌

E. 室管膜瘤

22. 垂体腺瘤按照常规染色分类可以分为（ ）。
A. 高分化、中分化、低分化型腺瘤
B. GH 细胞腺瘤、PRL 细胞腺瘤、ACTH 细胞腺瘤
C. 嫌色性、嗜酸性、嗜碱性腺瘤
D. TSH 细胞腺瘤、混合性 GH-PRL 细胞腺瘤、GH 细胞腺瘤
E. GH 细胞腺瘤、TSH 细胞腺瘤、ACTH 细胞腺瘤

（23~25 题共用题干）

患者，男性，61 岁。被抬到急诊室，查体：巩膜黄染，双手震颤、蜘蛛痣、肝掌、脐周静脉曲张，脾大及腹水。查血示 ALT、AST、碱性磷酸酶及胆红素均有不同程度的升高。入院后，患者呕血 1 次，可闻到酒味。

23. 最可能的诊断是（ ）。
A. 急性胃炎
B. 急性酒精性肝炎
C. 肝硬化
D. 脂肪肝
E. 肝癌

24. 腹水形成的机制是（ ）。
A. 醛固酮分泌减少
B. 高氮质血症
C. 血管壁通透性变小
D. 血浆胶体渗透压升高
E. 门静脉系统流体静压升高

25. 患者入院后治疗效果欠佳，并逐渐出现呼之不应、陷入昏睡状态。下列实验室检查中，支持肝性脑病诊断的是（ ）。
A. 碱性磷酸酶
B. 丙氨酸氨基转移酶
C. 血氨
D. 凝血酶原时间
E. 尿氮

（26~28 题共用题干）

患者，女性，57 岁。上腹部隐痛并向右肩背放射，既往有多次胆绞痛史。手术切除胆囊，术后镜检：胆囊增大，内含结石 2 枚，直径约 1.5cm，黏膜粗糙，可见多个黄色小息肉样物，易脱落，壁厚约 0.3cm。

26. 镜检结果如下图所示，该患者最可能诊断为（ ）。

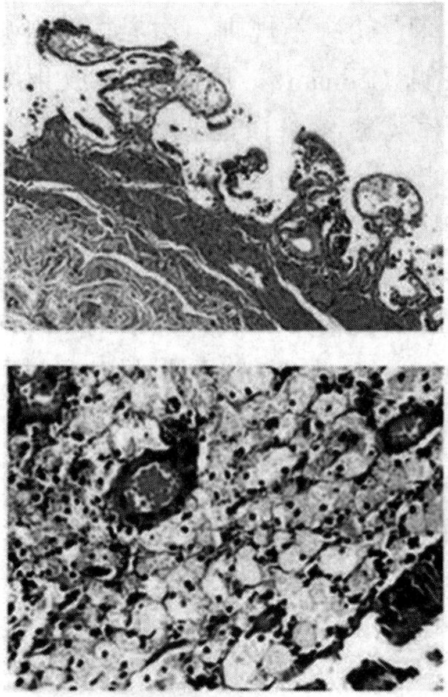

A. 慢性胆囊炎
B. 急性胆囊炎
C. 胆石症
D. 胆囊腺瘤
E. 慢性胆囊炎伴胆固醇息肉形成

27. 其病变特点包括（ ）。
A. 胆囊腺体异型增生
B. 黏膜面可见息肉形成
C. 息肉内含大量吞噬胆固醇的泡沫样细胞

D. 囊壁纤维组织及肌组织增生

E. 大量慢性炎症细胞浸润

28. 息肉内泡沫样细胞为（　）。

A. 中性粒细胞

B. 单核–吞噬细胞

C. 浆细胞

D. 中性粒细胞和单核–吞噬细胞

E. 嗜酸性粒细胞

（29~32 题共用题干）

患者，男性，70 岁。排尿困难，检查发现前列腺增大，呈大小不等的结节，血 PSA 水平为 2.0ng/ml。

29. 该患者最可能的诊断是（　）。

A. 前列腺上皮内瘤变

B. 非特异性肉芽肿性前列腺炎

C. 前列腺良性增生

D. 慢性前列腺炎

E. 前列腺癌

30. 关于该疾病的叙述，错误的是（　）。

A. 与前列腺癌无直接关系

B. 与雄激素和雌激素平衡失调有关

C. 5α–还原酶受体减少

D. 主要症状是进行性排尿困难

E. 增大的前列腺呈结节状，切面筛孔状

31. 下列不是该病变显微镜下表现的是（　）。

A. 前列腺腺体、纤维组织、平滑肌均增生

B. 有贫血性梗死

C. 增生腺腔内含有淀粉样小体

D. 以纤维、平滑肌增生为主

E. 单层上皮的腺体增生弥漫浸润

32. 对该患者应采取的最佳治疗方法是（　）。

A. 无需治疗

B. 经尿道前列腺切除术

C. 去势手术

D. 定期随访观察

E. 抗感染治疗

（33~35 题共用题干）

患者，男性，56 岁。每年春、冬季节均会出现咳嗽、咳痰等症状，反复发作，至少持续 3 个月以上。胸部 X 线检查示肺纹理增粗、紊乱。

33. 纤支镜取活检，结果如下图所示，对于该患者的正确诊断是（　）。

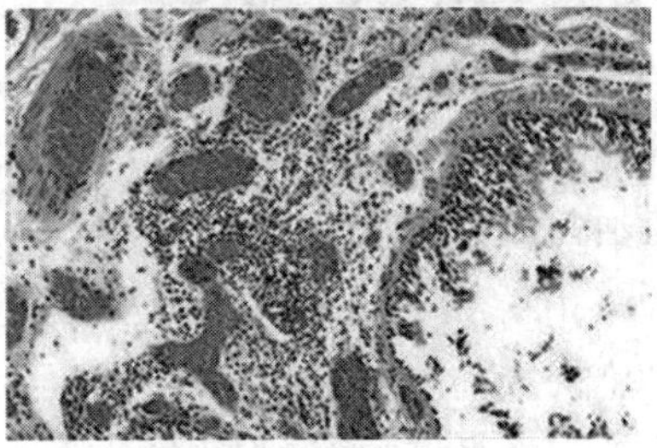

A. 慢性支气管炎

B. 肺结核

C. 肺气肿

D. 支气管哮喘

E. 支气管扩张

34. 该病的病理变化包括（　）。

A. 支气管黏膜上皮鳞状细胞化生

B. 支气管黏膜上皮纤毛脱落、倒伏

C. 支气管黏液腺肥大、增生

D. 支气管管壁淋巴细胞、浆细胞浸润

E. 支气管黏膜上皮细胞重度异型增生

35. 上述疾病可引起的病变有（　）。

A. 支气管扩张症

B. 肺结核

C. 阻塞性肺气肿

D. 肺错构瘤

E. 肺源性心脏病

（36~38 题共用题干）

患者，40 岁。Burkitt 淋巴瘤患者，进行腮腺肿块活检。

36. 镜检结果如下图所示，对该镜检结果叙述正确的是（ ）。

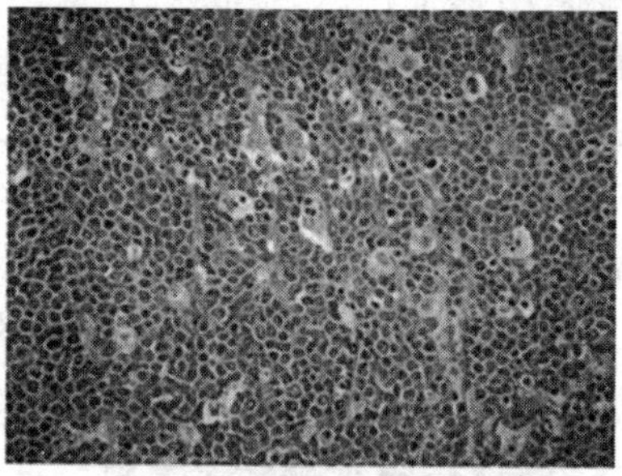

A. 可见核分裂象
B. 肿瘤细胞异型，中等大胞核，染色质细致，核仁小
C. 肿瘤由弥漫增生的中等大小淋巴样细胞构成
D. 瘤细胞见散在巨噬细胞吞噬核碎片，形成“满天星”图像
E. 可以形成大量滤泡样结构

37. 下列可能与该肿瘤感染有关的病原微生物是（ ）。
A. 黄曲霉菌
B. HPV16/18 型
C. EBV
D. HBV
E. HPV6/11 型

38. 该肿瘤发生了下列哪种分子遗传学改变（ ）。
A. t（14；18）
B. t（12；16）
C. t（8；14）
D. t（16；12）
E. t（4；18）

（39~40 题共用题干）

患者，男性，72 岁。因走失发生交通事故死亡，尸检可见左侧颅骨裂缝骨折，颞叶蛛网膜下腔内约 200ml 积血，大脑萎缩，脑重减轻，皮质变薄，脑室扩大，镜下观察可见神经元减少，神经细胞树突近端棒状嗜酸性包涵体，血管壁淀粉样变性。

39. 该患者的死亡原因是（ ）。
A. 呼吸衰竭
B. 蛛网膜下腔出血
C. 脑外伤
D. 心力衰竭
E. 脑萎缩

40. 根据上述病理检查应当诊断为（ ）。
A. Parkinson 病
B. Alzheimer 病
C. 肌萎缩性侧索硬化症
D. Lewy body 病
E. Pick 病

（41~43 题共用题干）

患儿，男，13 岁。头晕、头痛 2 年。CT 检查示：第四脑室见一圆形肿块，平扫高密度，增强可见肿块明显强化。双侧侧脑室扩张积水。切除肿块组织送检：可见瘤细胞大小形态一致，呈梭形、胡萝卜形，胞质丰富，核圆，可见血管心菊形团结构。

41. 该患者最可能的诊断是（ ）。
A. 右侧脑室脑血管畸形
B. 右侧脑室星形细胞瘤
C. 右侧脑室室管膜瘤
D. 右侧脑室髓母细胞瘤
E. 右侧脑室脑膜瘤

42. 关于该肿瘤的叙述，正确的是（ ）。
A. 以儿童、青年多见
B. 主要来源于原始神经上皮细胞

C. 第四脑室为最常见好发部位
D. 主要来源于室管膜上皮细胞
E. 肿瘤生长缓慢，发生于第四脑室者预后较差

43. 根据 WHO 中胶质瘤的分级标准，本例属于（　）。
A. Ⅰ级
B. Ⅱ级
C. Ⅱ~Ⅲ级
D. Ⅲ级
E. Ⅳ级

（44~45 题共用题干）

患者，男性，71 岁。便血，粪便变细 1 年左右。结肠镜检查可见齿状线以上 5cm 处黏膜面一巨大肿物，环绕肠管，行手术切除病变肠管送检。

44. 肿块镜检结果如下图所示，该患者最可能的病理诊断是（　）。

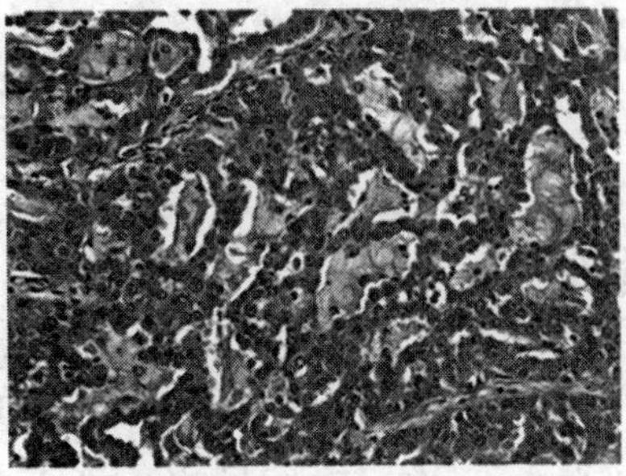

A. 黏液腺癌
B. 克罗恩（Crohn）病
C. 中分化腺癌
D. 低分化腺癌
E. 高分化腺癌

45. 该病主要好发于（　）。
A. 直肠和乙状结肠
B. 盲肠
C. 升结肠
D. 降结肠
E. 横结肠

参考答案

一、单选题

1. D	2. B	3. E	4. A	5. A	6. E	7. D	8. B	9. E	10. D
11. A	12. E	13. A	14. D	15. B	16. C	17. D	18. A	19. E	20. B
21. A	22. A	23. D	24. B	25. D	26. C	27. D	28. C	29. B	30. D
31. D	32. C	33. B	34. A	35. B					

二、多选题

1. ABCDE	2. CD	3. AD	4. ABCD	5. ABC
6. ABCDE	7. ABE	8. ACDE	9. ABCDE	10. ABD
11. ABC	12. ABCE	13. BCD	14. ABCD	15. ABCE
16. ACD	17. CDE	18. ABC	19. ABCDE	20. ABDE

三、案例分析题

1. C	2. B	3. C	4. ABCE	5. B
6. A	7. ACDE	8. ABDE	9. B	10. B
11. E	12. E	13. B	14. E	15. B
16. A	17. B	18. A	19. A	20. A
21. B	22. C	23. C	24. E	25. C
26. E	27. BCDE	28. B	29. C	30. C
31. E	32. B	33. A	34. ABCD	35. ABCE
36. ABCD	37. C	38. C	39. B	40. B
41. C	42. ACDE	43. B	44. C	45. A